学而时习三十年

孔繁义 著

中国出版集团 现代出版社

图书在版编目(CIP)数据

学而时习三十年 / 孔繁义著. －－北京：现代出版
社，2021.9
ISBN 978－7－5143－9490－0

Ⅰ．①学… Ⅱ．①孔… Ⅲ．①医学－文集 Ⅳ.
①R－53

中国版本图书馆 CIP 数据核字(2021)第 188288 号

学而时习三十年

作　　者	孔繁义
责任编辑	杨学庆
出版发行	现代出版社
通讯地址	北京安定门外安华里 504 号
邮政编码	100011
电　　话	010—64267325　　010—64245264(兼传真)
网　　址	www.xiandaibook.com
电子信箱	xiandai@cnpitc.com.cn
印　　刷	沧州山水彩色印务股份有限公司
开　　本	710 毫米×1000 毫米　1/16
印　　张	10.25
字　　数	130 千字
版　　次	2022 年 1 月第 1 版　2022 年 1 月第 1 次印刷
书　　号	ISBN 978－7－5143－9490－0
定　　价	58.00 元

这本书中，孔繁义主任用非常细腻的描述，展现了他从医三十多年的心路历程及其成长、成功过程中的点点滴滴，作为同行和同龄人，我推荐各年龄段同道阅览此书，一定会有共鸣和启迪，获益匪浅！

——陈椿（医学博士、教授、博士生导师，福建医科大学附属协和医院副院长，国务院津贴获得者）

本文是作者三十年医道生涯的记录与感悟，这三十年的成长离不开保持一颗复盘的心。诸多短文细细读来往事跃然纸上，从一个懵懂的医学生到一名传道授业解惑带研究生的专家，切实记录了医务工作者的工作历程，既详尽叙述了一个外科大夫从零开始的道路，又对医学成长道路上"人与术"的沧桑变化娓娓道来，致敬医术仁心！

——田辉（教授，博士生导师，山东大学齐鲁医院副院长，外科中心主任）

本书叙述了作者从医过程中的点点滴滴，这点滴平凡的事情，见证了医者的艰辛与执着，体现了作者对事业的热爱，对完美的追求。我一口气读完了本书手稿，书中朴实的语言和深刻的哲理深深地打动了我，使我备受启迪与鼓舞。这是一本值得广大读者关注的好书。

——刘俊峰（教授，博士生导师，河北医科大学附属第四医院胸外科主任）

医学是科学的，更是人文的。作者孔繁义教授是我的好朋友，他亦医亦文，有着深厚的人文情怀，并把这种情怀带到临床工作中，难能可贵。本书对于刚刚走向临床医学岗位的青年同道们必会有所裨益。

——陈克能（教授，博士生导师，北京大学肿瘤医院胸外科主任）

孔繁义教授用通俗的语言、有趣的文笔记录了他从医几十年的经历，体现了他从一个医学生成长为国内知名专家的艰辛且执着的历程。故事虽然简单有趣，但正如作者所说，当你读完故事之后，细细品味，还能留下一些东西，而这些正是作者要告诉读者的，也是为医者的灵魂。

——于振涛（教授，博士生导师，中国医学科学院肿瘤医院深圳分院胸外主任，中国抗癌协会食管癌专业委员会主任委员）

孔繁义教授在紧张工作之余，还能够专心于传统文化的学习和传播。今天又将他从医几十年的感悟和体会汇集成册，示诸同道，这在同类书籍中是不多见的，无论对青年医生还是资深医生，都会开卷有益。

——李简（教授，博士生导师，北京大学第一院胸外科主任）

自 序

　　2018 年的一天，跟同事们聊天，突然意识到自己大学毕业参加工作已经 30 年了。我就想，人生没有几个 30 年，在这不算短的一个人生阶段，自己到底做了些什么呢?有哪些值得拿出来回忆的呢?又有哪些值得后来人借鉴的呢?从一个懵懂的医学生到一个带着研究生的老专家，不敢说已经触摸到了缪斯的脚踵，但从医 30 年的酸甜苦辣，愿意跟大家分享，把些不成熟的观点与同人交流，正所谓"奇文共欣赏，疑义相与析"。

　　几十年的工作，有些事情就像发生在昨天，它们并没有随着岁月的流逝而模糊，因为即使是一个小小的成功，也曾给我带来无比的快乐和欣慰;也有因为我的一点小小的失误，给病人带来很长时间的痛苦，乃至生命的代价，这曾让我懊悔不已。这些不能忘记的、教我成长的东西，已经刻在我的记忆里。

　　也有些事情，虽然只过去了一两年的时光，却反复论证、找多人去回忆，总说已经记不清了。比如，一次跟超声科主任宣之东聊天，我问他:"我们医院最早开展超声引导下肺穿刺活检是什么时候?"他说记不清楚了。后来翻到我的日记:一位付姓女患者，右上肺癌，胸部 CT 显示肿瘤靠近胸壁。我拿着片子找到超声科吕文会大夫，她表示愿意试试。我们利用休息时间做的，时间是 1996 年 8 月 13 日，有关手术操作的一些细节和要点，我都做了记录，还打印了一张当时的超声图片。

　　这些没有在生命中留下印痕的，其实并非不重要，只是对于我们个人来说，没有必要去记。但这却是历史。我们每个人都在书写着历史，因此也有责任把这段历史说清楚，留给后来者。若干年以后，后来者再来看我们曾经的工作，可能会感到很幼稚，甚至可笑，但这却是我们真真切切走过的路。我想中心医院人就是这样，后来人站在前辈的肩膀上，接过历史的接力棒，大踏步向前迈进的。

这本由30多篇短文凑成的小册子，记录着自己成长的经历。我想它不仅仅属于我个人，更多的是我们这一代人的奋斗历程。假如年轻的朋友读过这本书，在忘掉其中的故事的时候又能留下一点什么，则幸甚！因为，那正是我们的魂，中心医院人的灵魂！

第一篇　医林蹒跚

第一章 第一次参加学术会

1988 年，我毕业于河北医学院医学系(现在的河北医科大学)，回到家乡河北省沧州市东光县医院外科工作。

记得那时的县级医院外科，最常见的疾病就是阑尾炎、疝气、胃穿孔、肠梗阻和各种外伤。刚参加工作的我，什么也不会做，但是什么都得跟着干，乳腺癌、结肠癌、妇科手术、前列腺会师手术、唇裂（腭裂），甚至骨科的截肢手术，我都跟着上过。在基层医院工作的一年，实际上收获挺大的，直到现在我还觉得青年医生应该转科，不能一毕业就钻进自己狭小的专业里边，那样会影响自己的心胸和视野。一年的时间，我能熟练地做大隐静脉切开置管（相当于现在的中心静脉置管），学会了简单的阑尾炎手术、各种腹股沟疝的基本手术操作、粘连性肠梗阻松解、胃穿孔修补等。写病历、换药、拆线之余，就是看书。

那个时候正在读一本书，叫作《注射外科学》，作者是我国著名外科专家冯兰馨先生。冯先生于 20 世纪 20 年代从山东齐鲁医学院毕业，后求学加拿大多伦多大学，获医学博士学位，早在 20 世纪 40 年代就蜚声国内。1932 年他为一位被大医院误诊为肝癌的患者成功地进行手术，摘除重约 4 公斤的巨大"肝包虫囊肿"，声名大噪，为此母校派人取回摘除物，制成标本供教学用。特别有意思也特别值得我们敬佩的是，冯先生科研选题能从大处着眼、小处着手，立足于一个实际问题的解决，再深入进去，在一些不为人们所注重的问题上，取得杰出的成就。头面部血管瘤，尤其是瘤体比较大的一些病例，外科医生都不愿意担着风险费时费力做手术，冯先生凭着一支普通的注射器使硬化疗法取得成功，成为我国注射外科学的奠基人。1972 年成功地在半月神经节不同部位做选择性注射，有目的地将酒精注射于该神经节最需要破坏的地方，消除了既往的并发症，技术达到了世界先进水平。

当时在读这本书的时候，就有种跃跃欲试的感觉，心想：复杂的做不来，可以做点简单的嘛。那时门诊上经常见到一些皮肤血管瘤的孩子，由家长带着来就诊。我们一般采取的就是手术切除，有些特殊部位的肿瘤，或者瘤体比较大的，怕出血，手术不方便，或者怕留下瘢痕影响美观，就被支到外地去了，让家属去京津大医院看看，结果怎么样也不知道。对《注射外科学》的有关章节反复研读了很多遍以后，我跟主任说了自己的想法，主任说可以，鼓励我大胆尝试。第一个病人是个四五岁的男孩，大腿前侧皮肤血管瘤，也叫草莓状血管瘤，也就有2厘米这么大。我觉得这是个很合适的病例，征得主任同意，为他进行局部注射硬化剂，但是害怕出血，特意收留住院操作。当时的病历中，我详细记录了病变的位置、大小、形状、性质以及操作的方法。而且，我还把《注射外科学》这本书里的有关操作要点记录在病历中，并注明出处，说明我的操作是有根据的，像现在写论文引用参考文献似的，还得意扬扬地跟主任做了汇报。第一次硬化剂注射后，患儿局部出现水肿，接着，注射点出现颜色变黑、硬化、结痂，其他并没有什么特殊反应，跟书上说的一样，这让我很兴奋。因为要间隔一周再进行下一次注射，我就让病人出院了。一周后我就在门诊进行了第二次注射。这样，几次后，孩子的局部病变组织，边硬化边坏死脱落，四五次以后，表面的皮肤病损便基本消失，就算痊愈了。当时的农村缺医少药，老百姓都不富裕，很少有能到大医院看病的。这个孩子家长回去后就给我介绍了两三个同样的患儿来找我。这样一发不可收拾，不到一年的时间，我就做了20多例。

1989年下半年医院通知：今年全地区的外科年会在沧州地区医院举行，欢迎大家投稿参会。那时不像现在学术活动这么多，全地区的外科学术活动一年就这么一次，我就想写篇稿子参会，把想法跟王博生主任说了，他非常支持我，让我自己想个题目，我就想到了无水酒精注射治疗血管瘤，我把这 20 多个病例，做了一个分析总结，那时能见到的专业杂志主要有《中华外科杂志》《实用外科杂志》《中级医刊》这几本，我就仿照杂志里论文的格式，从一般资料、治疗方法、治疗效果及分析几个方面，照葫芦画瓢地写了篇稿子，写完后请主任过目修改，就给报上去了。

会议前夕，医院接到通知，说我的论文被会议选中，让带 100 份论文去沧州参会。那时候医院也没有复印机，更不知道电脑为何物，只得通过私人关系找到文教局的打字室，请人家用铅字打出底版来，再用了油墨的辊子一页页滚印出来，用订书机装订好。科里韩占峰医生带着我去参会，会场在地区医院的食堂（多年后，有一次跟心内科元柏民主任聊天，说起那个食堂，他说当时是他设计的，既是食堂又能做礼堂开会用），前边主席台横幅是手写的大字"沧州地区外科年会"，颜体字，带有柳体风格（后来知道是地区医院后勤科张俊峰先生的墨宝）。参加会议的有全区各县、乡镇医院的外科大夫，几十人的样子。大家都把自己带来的论文放在门口的桌子上，供参会的代表进门后自取。记得老专家有王希

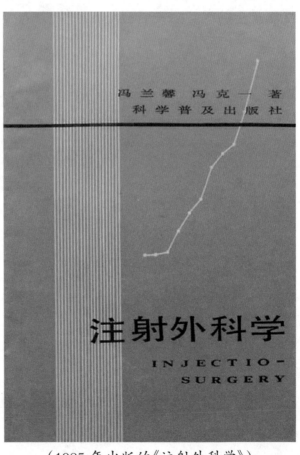

冯兰馨　冯克一　著
科学普及出版社

注射外科学

INJECTIO-
SURGERY

（1985 年出版的《注射外科学》）

耕、刘建军、刘书凯、王书德、李建博等，还记得韩丽荣医生（后来是我多年的同事）宣读的论文是《如何预防贲门癌术后膈疝》，强调手术结束，缝合膈肌的时候特别要注意膈肌和胃体交界的那儿缝合三针，必须要缝合准确。肃宁冯氏正骨医院的一位冯姓年轻医生，讲了他们一些骨科手术的经验。我那时很纳闷儿，冯氏正骨的传人为什么不讲中医正骨而讲手术？华北石油总医院外科报告了他们用体外碎石治疗肾结石的经验，当时其他医院都没有见过，大家闻所未闻，提了不少问题，感叹人家华北石油有钱买设备。韩占峰医生的论文是关于肠梗阻手术的。会后还给参会的每人发了一个论文证书，一张 64 开的硬纸上印着"您的论文《XXX》在沧州地区外科年会上进行交流"，还有地区医学会的章。

第二章　切了两次的阑尾

1989 年，我刚参加工作不久，有一天坐诊，来了一位腹痛的患者。一见面认识，是姐夫的同事，也是好朋友，平时和我很熟悉。我仔细询问了他的病史，并做了检查：转移性右下腹痛，伴有恶心呕吐，发烧。查体：右下腹麦氏点有明显的压痛，没有反跳痛和肌紧张。化验血常规白细胞升高。典型的急性阑尾炎！拿着诊断结果找到我们主任，主任检查了病人，认为我的诊断是正确的。当时，我跟主任请示是不是可以在急诊做手术，何况还是熟人呢。主任说可以，并嘱咐我尽快完成手术前的准备。我很快完成了术前的检查，给手术室递交了手术申请。

手术由一位副主任带我具体操作。开始，副主任一边考我阑尾切除的手术流程，一边让我做一些简单的操作，在寻找阑尾时遇到了麻烦。因为我们不可能把手术切口做得很大，通过一个很小的切口，往腹腔里探查，捞出阑尾，真有点大海捞针的感觉。没几下，汗就出来了。赶紧请老师帮忙。老师说，寻找阑尾有个技巧，边给我讲解边操作，但一会儿也沉不住气了。把升结肠从上到下翻寻个遍，也找不到阑尾。反复了几次，没有结果。于是我又把韩占峰医生喊来紧急会诊，在我的心目中，韩大夫年轻，心灵手巧，又肯钻研，在基层医院工作多年，基本功扎实。韩大夫上台后依照原则再次寻找，但就是没有。他沉了一下说："估计是很少见的腹膜后阑尾。"

"腹膜后阑尾炎，约占阑尾炎的 2%~5%，是阑尾异位中比较多见的一种情况。根据阑尾和腹膜的关系，分为两种情况：一种是完全腹膜后阑尾，一种是部分腹膜后阑尾，因其要结合临床确定，所以术中处理尤为重要。"我努力回忆教科书的内容，纸上得来终觉浅，毕竟没有实际见过嘛。书上还说：手术中腹腔内寻找阑尾困难，尤其在三条结肠带交界处仍找不到阑尾时，即要考虑到腹膜后阑尾的可能。经韩大夫这一说，心里不由得一阵佩服。这时，韩大夫已经把结肠搬到一边，暴露出盲肠，在盲肠下弧形切开后腹膜。意外的是，本来应该是阑尾的位置，空空如也，完全正常的结构。这个"熊孩子"跑哪里去了呢？再把切口延长，腹膜后充分暴露，仍旧是难寻踪迹。时间过去了两个多小时，就在我们焦急得难以名状的时候，听韩大夫说："你这个家伙，让我找得好苦哇！"说着，切下一段组织，形状像个阑尾，比正常阑尾要小很多。看来是变异得比较严重。大家长舒一口气，很快切口缝合完毕，病人平安返回病房。接下来的几天，抗生素静点，补液，换药，拆线，病人很快痊愈出院。后来，我们谈论时还说这个阑尾，可谓"调皮"出了新高度！

不久我调动工作到地区医院，那时工作不忙，周末常能回家看望父母，也经常顺便去县医院看看以前的同事、同学。

一天周末，一进县医院大门，就看见姐夫抱着行李从病房楼出来。

我赶紧问怎么了，姐夫回答说："王某某住院手术，今天出院，我来帮他收拾东西。"

"他做什么手术了？"

"阑尾炎。"

"咦?! 不是去年我给他切除了吗？"

"谁知道怎么回事呢，又犯了。"

我连忙跑到外科病房。医生办公室里大部分医生都在。没等我说话，大家就七嘴八舌地把病人的情况跟我说了。说这次病人发烧，上腹痛，典型的阑尾炎表现。病历讨论时还把我以前写的病历调出来翻阅，认为我手术记录写得清楚，是个困难阑尾，手术中还请了紧急会诊。在腹膜后寻到的"阑尾"大小 1.5 厘米，直径 0.5 厘米，应该不是真正的阑尾。而这次手术，依旧采用常规的阑尾炎切口，也就是继续在原来的切口进腹。据主刀张大夫说，在切开腹膜的时候，立即就看见了一条粗大肿胀的阑尾，像个小手指头似的竖在那里，根本不需要去特意寻找。

有一个段子，一个外科带教老师教学生做阑尾炎手术。手术中切开腹膜后，阑尾立马出现在眼皮底下。老师说：像这样的便宜事是不多见的，这个不算，今天我教给大家怎么正确寻找阑尾。说着就拿卵圆钳子把阑尾送回腹腔，然后，就按照教科书说的沿着结肠袋找下去……然后，几个小时过去了，再也寻它不见。

无独有偶，我的同事崔主任也经历了同样的两次阑尾炎手术。当时三个外科主任为他做阑尾炎手术，可谓阵容强大。术后两年，再次出现腹痛，于是……又做了一回。

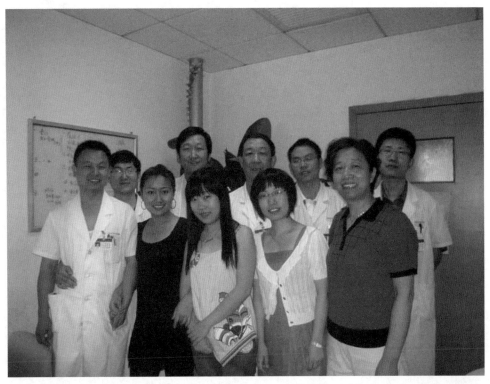

（毕业多年后，我们也成了带教老师，这是2008年和部分实习学生合影）

唉!一言难尽的阑尾呀!说简单,普外科医生都见得多了,长的、短的、粗的、细的、有炎症的、没炎症的,无论它跑到腹腔哪个角落,甚至"调皮"地跑到腹腔外头,都逃不过他们的火眼金睛。说困难,临床多年的老大夫,有时也被术中找不到阑尾问题所困扰。业内人士都承认,不好做的阑尾还不如做一个胃大部切除术省事。哪个外科大夫没在阑尾上栽过跟头呢?

不久后的一天,有个老乡来找我看病,要做一个体表粉瘤的切除手术。我跟他说,这个手术很简单,是个门诊手术,不用跑到市里来做,县城的医院完全没有问题。老乡斩钉截铁地说那可不行!然后压低声音告诉我:咱们那儿的大夫,听说阑尾炎都给人家做了两次!

天哪!不知道当时的窘态我是怎么过来的。

第三章　第一次出书

　　20世纪80年代有一场席卷全网的"气功热"，大江南北，长城内外，波及范围之大、人员之广世所罕见。浪潮来了，泥沙俱下，鱼目混珠，回想起来，在这场"热"中保持冷静很重要，庆幸自己没有走火入魔，还出版了一本关于气功的小册子。

　　跟气功结缘很早，小时候的邻居孙万和先生是沧州武术大家，沙家拳法重要传人。我上小学时即拜入孙先生门下，习练拳脚，那时候师傅是不跟你谈气功（我们叫作内功）的，认为不是小孩子做的事。中年以后，人体气血亏损，身体开始走下坡路时才练气功，所谓人过四十天过午。直到临上大学时，师傅才跟我讲，我们门内的内功有"童子八手""九转还阳功""五指梅""十三手"等，只是告诉我各种功法适合不同的人练习，并不让我去练。

　　进入大学以后，自己开始读一些气功、静坐方面的书，渐渐对内功有了一些认识，认为并不那么神秘，完全可以练习。于是每天早晚自己在学校操场上除了练习一些拳脚功夫，也练习内功，主要是站桩。学校有运动会时，也经常让我表演一些拳术、刀枪等，甚至我还教同学对练套路。大学三年级时学校学生会换届，我当选秘书长，跟学生会主席郭杨一道组织成立了一些学生社团，武术队就是那时成立的，我任队长，体育教研组的孟老师任教练，每周有一两次固定时间在操场上集中训练，业余时间还去各个学校跟人家切磋交流。那时比我高一年级的中医系学生李俊龙，我们经常在一起切磋学习，他人品好，博学多才，文笔不错，第一次去他宿舍，发现他床头的很多书我都有，读书方向大致一样，彼此兴趣相投，那几年得到这位师兄的帮助良多。

后来中医系独立出来成立了河北中医学院，搬迁到石家庄的振头（当时是一个村，该村在获鹿县石邑镇的南头，故名镇头，后以谐音逐渐演变为振头，现在属于石家庄市桥西区了），我还经常去他们学校找他玩。有一阵子，他们一伙人在河北省武术队翟金生教练指导下集中培训，准备参加一个武打片的拍摄，我也经常去观摩、偷艺。当时国内气功界有位很有名气的大师级的人物，广西的莫文丹先生，八宝拳门的掌门人，也是学医出身，办过几期全国性的气功学习班，影响很大。我还给他写过信请教一些问题，他写书时也曾征询我的意见，还让我给提供过一些资料，后来在他的《气功秘旨》一书中还特意提到这事。

在临床学习的时候，省四院和长安公园就隔一条马路，每天都可以去公园锻炼。那时内科岂连鹏教授爱好气功，他练习大雁功，我们经常在一起讨论气功，有时还读一些古诗文，就里边的诗意聊气功的境界。他有什么活动也带着我。记得有一次河北省科协组织了一场气功功能比赛，他做评委，也带着我去参加了。现在想起来，那样的比赛纯属瞎胡闹，那时，气功杂志比较多，我是很多杂志的忠实读者，看得多了，就开始写点东西，陆续在《气功》《气功与科学》《中华气功》《中国气功》等杂志上发表。刚才提到的沙家门的内功功法"童子八手"，就是我那个时候整理出来，发表在《中华气功》杂志上的。当时在本门几位老拳师中间引起一个小轰动，那是沙家门功夫第一次在全国亮相。

也就是在那个时候，我开始琢磨写一本气功的小册子，初衷是把一些简易的、针对性强的功法汇集起来。大学毕业参加工作后，时间比较充裕，就着手写了。不长时间书稿完成，写了七八万字，我想给书取名叫"气功小偏方"或者叫"气功简方"，让人看了书名就知道里边讲什么内容。稿子有了，怎么跟出版社联系呢？于是我就给莫文丹先生写信，并把稿子寄给他，他给我提了几点建议：一是要有插图，每个功法里边都要配上插图，图文并茂，便于读者学习；二是书名要改，这个书名太直白，他给起了个名字《气功锦方捷要》。另外，他表示要抓紧时间出版，如果不方便的话，他可以在广西联系出版。我当然求之不得了。按照莫先生的意见，我开始绘图。恰好我的同门师兄刘春生爱好书画，我把功法的动作演示给他，他就先画草图，然后再细描。那时没有手机，不能拍照完再按着照片画，因此有的动作他一时拿不准角度和方向，我就得一个姿势保持很长时间，给他做模特。文字稿和画稿寄过去以后，时间不长就被退回来了，图要用硫酸纸、碳素笔重新绘制。于是又去买硫酸纸、碳素笔，这次我自己把原稿铺好，上面覆上硫酸纸描就行了，像小时候描大字似的。任务完成后再次寄给人家，不久就有了回音，告诉我出版社已经审核通过，下一步就去征订印数，等印数上来后，就可以开印了。原来出书不像现在，那时候的发行渠道主要是各地新华书店。出版社做好图书宣传的内容简介，寄给各地新华书店，书店想订多少册，再报给出版社。我这本是做了一张 8 开纸大小的小广告，正反面，上面印了主要章节目录，还有莫文丹先生作为审校的情况。说等各地新华书店把订数反馈上来，看看能不能开印，前提是要够 1 万册，否则出版社会赔钱。屋漏偏逢连阴雨，1991 年 5 月开始，首先是江淮一带，接着波及全国的洪涝灾害，当时想这本书没戏了，人们都参加抗洪救灾去了，谁还看这个呀！没想到，好消息传来，责任编辑卢云先生给我写信说，征订数已经突破 17000 本了，马上开印。果不其然，年底出版社给我寄来了 20 册样书，还有一张 1200 多元的稿费汇款单，所得税已经代扣，在当时那不是个小数目，快赶上一年的工资了。莫文丹先生来信告诉我，他有两点不满意：一是封面设计不太好，本来还有一个备选的方案，不知道为什么出版社没有采纳；二是莫先生的序言给漏掉了。1992 年我去桂林，又特意南下，去了南宁一趟，想拜访莫文丹先生。那时还没有手机，找到广西气功科学研究所，说先生不在，待我自报家门后，工作人员把我让到办公室说久仰您大名。他们告诉我，每天给莫先生的来信都得用麻袋装，但我的信是他亲自看，亲自回的。昨天他的父亲不幸去世，他回老家奔丧了。我只得买票返回，到家不久便接到莫先生的信。所以，至今我跟莫先生未曾谋面。一晃30年过去了，当时的责任编辑卢云先生早就来到北京工作，我们一直保持联系。

　　完全凭自己的力量出了本书，还挣了稿费，自己美得不得了，跑到新华书店一问人家订的20册刚到货，就都给买回来了，签名送给同学朋友，让他们也跟着高兴。后来在市面上还发现了我这本书的盗版，并且在一家网上的古旧书店我竟然还发现了我的签名本，就想着买回来重新签上名字，写"再送某某某先生雅正"，该多有意思呀！

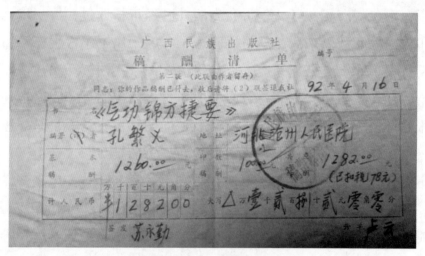

(《气功锦方捷要》一书稿酬清单)

第四章　第一篇针灸论文

对针灸感兴趣源于上大学时的针灸课，当时只是觉得好玩和神奇，因为小时候看到农村有些赤脚医生会隔着裤子给人扎针，觉得不可思议，之前根本不知道针和灸是两回事。那时同宿舍的寇会合同学跟我志趣相投，我们俩买了针，互相扎，辨认穴位，体会针感，有些小毛病就试着扎扎针，有时恨不能拿着针具包各个宿舍跑，问同学们要不要扎针，偶尔真的能起到一些效果，就信心满满。

那时爱看书，课余时间经常泡书店和图书馆，当时张颖清先生的《生物全息针疗法》刚刚出版。"全息"一词来源于全息摄影技术，用一种特殊的激光摄影技术拍出来的照片叫作全息照片，这种照片的特点之一就是"窥一斑而知全豹"，当全息照片被损坏，即使是大半损坏的情况下，我们仍然可以从剩下的那一小部分上看到照片原有物体的全貌，再把剩下的半截照片掰开，仍然是这样，有点"一尺之棰，日取其半，万世不竭"的意思。也就是说，在全息照片上，部分带着全体的信息。张颖清先生发现人体也是一个全息的生物体，人体上相对独立的一个部分，会带有整体的信息，对这些部位进行刺激，会达到治疗全身疾病的目的。这就较好地解释了一些人体现象，比如耳朵，像一个倒置的胚胎，传统的耳针实际上就是对耳部的全息穴位进行刺激，从而达到治疗全身疾病的目的。又比如头针、足针等也是如此。张先生发现人的第二掌骨比较表浅和暴露，对它刺激最方便，于是就把第二掌骨侧的全息穴位进行了梳理，又根据中医脏腑理论，配上身体其他部位的穴位进行针刺，发明了第二掌骨侧全息穴位的针刺方法。

当时我买到这本书，如获至宝，跟寇会合同学反复研究、讨论、实验。大四的临床实习，我们是在河北省四院度过的，记得有一次，有个急性腰扭伤的病人，通过病史和体格检查可以排除骨科的器质性疾病，我跟带教老师说能不能用针灸试试，老师说："当然好啊！你们不是学过针灸吗？来试试！"并说针灸对急性扭伤等一些疼痛性疾病，有时会有意想不到的效果。有了老师的鼓励，便认真地准备针具，为病人扎了第二掌骨侧的全息穴。针扎下去，嘱咐病人自己活动一下腰部，病人就在诊室门口溜达活动，不一会儿工夫，回来说："好了，一点都没问题了！"说着还做了几个弯腰扭腰的动作让我们看。病人非常满意，我们还得到了老师的表扬，心里就更高兴了。后来又遇到一个病人，是省四院对面马路边的书报亭的主人，搬东西时突然扭了腰，不能动，也是我给她进行了第二掌骨侧针刺，立马就好了。从此，她经常请我光顾她的书报亭，甚至让我把书刊拿回宿舍读，读完再给人家送回来。那时，实习的科室里的老师还以为我是医学世家出身。

那年暑假，寇会合把这本书带回他的老家阜城，边学习边实践，给村里的老乡们做过一些针灸，竟然把一个瘫痪多年的病人给扎好了。开学后他迫不及待地跟我说这件事，那个病人在一次劳累着凉后，突然出现下肢活动不灵活，症状逐渐加重，竟致完全瘫痪。后来去衡水的医院看过，也没查出什么原因，因为经济的原因，没有再去大医院就诊，就这么一直拖着，发展到不能下床。寇会合同学每天去给他针灸，上、下午各一次，针刺选择两侧第二掌骨侧、双肱骨及股骨的全息穴位。一个假期下来，病人竟然能下地活动，生活能够自理了。虽然知道这有点瞎猫碰到死耗子，但这件事还是给了我们很大的鼓舞。以后甚至带教老师碰到这类的病人，也会让我们给治疗一下。

大学毕业后在县城待了一年，我就被调到地区医院肿瘤科工作。肿瘤科是沧州地区第一个肿瘤专业的科室，成立于1979年，主任是李瑞青教授，当年从省四院下放过来的，是沧州地区肿瘤外科的奠基人。作为年轻大夫，手术台上就是拉钩、剪线、缝皮，台下除了换药拆线就是写病历，要不就是看书，不像现在这么忙。我们编了个段子，说年轻大夫是"持续性拉钩，间断性剪线，阵发性挨训"。所以还是有时间看些杂书，还会给人做做针灸，时间长了，就有人来找我看病。每一个病例我都有记录，后来总结了一下，写成《生物全息针刺法治疗急性腰扭伤26例》一文，投到《河北中医》杂志。大约过了半年，有一天接到医务科电话，说有人找我，去了才知道是《河北中医》杂志社的编辑李立先生。他问我稿子的情况，问我跟谁学的这种方法，我就把大学实习期间读张颖清著作的经过以及自己临床的实践跟他讲了。原来，他去济南开一个学术期刊编辑方面的会议，会议期间，主办方请出山东大学张颖清教授给大家介绍生物全息理论，这是一个全新的理论，张教授是原创，当时这个理论在世界范围内开始推广，几年间已在30多个国家和地区推广应用，使上百万人受益。那时，全国政协委员王贤才、宋鸿钊就在提案中指出："对于有希望获诺贝尔奖的科研工作者，应给予重点支持，像山东大学张颖清教授提出的全息胚学说和应用，该学说控制癌症的观点，就是很有前途的学说。"一些国家的诺贝尔奖获得者对这个理论也给予了高度评价。我国驻瑞典使馆科技处、教育处先后三次向国家科委和国家教委发回关于张教授的学术成就在瑞典获得高度评价的报告，认为"只要进一步做好全息生物学理论的科学论证和推广工作，加强宣传，这一理论的发明者张颖清教授很有可能在不久的将来获诺贝尔生理学与医学奖"。使馆科技处的人说，我国还没有任何一项科技成果能够像张颖清的成果这样，得到诺贝尔奖评定机构如此高度的评价。当时张教授在山东就是国宝级的人物，代表山东给代表们讲课，大家闻所未闻，听得非常振奋。李立编辑突然想到："我手头有一篇稿子，就是这个题目，原来我手里有宝贝呀！"于是在散会后取道沧州，来见见作者。听了我的情况，他当即拍板，回去赶紧发稿。在1991年第5期的《河北中医》杂志，我这篇稿子发表了。

第一次在正规的学术期刊上发文章，竟是针灸方面的，不是本专业，也非西医内容，后来想，"医之活人，何分中西"，病人可不管你是用中医的法，还是用西医的法，治好病就是好大夫。

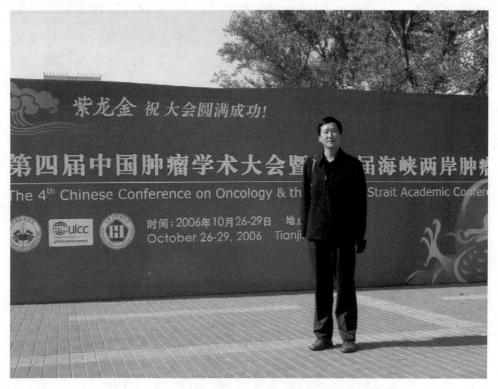

（作者参加中国肿瘤学术大会留影，2006 年）

第五章　自己主刀做急症手术

从医 30 年，做过的急诊、危重症手术已经记不清有多少了，但最早自己独立主刀手术，尤其是急症手术，永远也忘不了，举两个例子。

有一天我值夜班。刚毕业独立值夜班的时候，就怕半夜电话响，电话一响准是来急诊了，一边往急诊室跑，一边想着会是什么情况呢？想着千万别诊断错了，千万别漏诊了。遇到自己处理不了的问题怎么办？甚至想，我怎么给病人做体检，先查哪儿，后查哪儿，别忘了摸气管有没有移位啊，等等。记得那时自己还编了段顺口溜，一看什么，二看什么，三查什么之类的，以免漏诊。

怕什么就来什么，快天明时，刺耳的电话铃响了，急诊给推上一位胸部外伤的病人，是个十几岁的男孩，车祸撞击到胸腹部，普外科会诊认为胸部比较危险，先让我们处理。看胸片是肋骨骨折合并血气胸，也就是肺被撞破了，有出血。根据原则，首先要下一根胸腔的闭式引流管，把血和气体引出米，看看出血和漏气的严重程度。我熟练地给病人做了引流，引出不凝固的新鲜血液大约有 1000 多毫升，但是漏气比较严重，随着病人的每一次呼吸，大量的气体不是漏出来简直是喷冲出来，瓶子里的血水咕噜咕噜地冒出瓶口，溅到地上。

请腹部外科会诊，做了诊断性穿刺，腹腔也有出血，估计是脾脏破裂，做了引流，出血量不是很大。综合起来判断，胸部外伤、肋骨骨折、肺破裂、血气胸，腹部外伤、脾脏破裂，最后会诊结果是需要急诊手术，胸部和腹部一块做。赶紧跟家属交代病情，纠正病人一般情况，备血，输血，等这些都准备好了，大家已经陆续上班了。当时肿瘤科分两个专业组，我们胸外科专业组 4 名医生，郑春降、韩丽荣、周继梧，还有我，我年龄最小。这么多年已经忘记了当时怎么那么巧，其他三位医生都没在，连李瑞青主任也没在，胸外科组就我自己，我请示祝秀芝主任，她看病人情况比较严重，也没有机会转院，嘱我请普外科一块上台手术，普外科老主任刘书凯亲自来会诊，说我们先做，术中有问题联系他们。天哪！这事得我拍板做主。于是赶紧给手术室送手术申请，请肿瘤专业组的刘志明大夫跟我一起手术。刘大夫那天是夜班，我还跟他调了个班，由我接着上夜班，让他手术后可以回家休息。在等麻醉科接病人的间隙，我跟刘大夫抓紧讨论手术的方案，因为，我们都没做过胸腹联合切口的手术，那真是抱着手术图谱上手术台呀！当时就想，跟普通的开胸手术、开腹手术相比，就是多了一个肋弓的切断和膈肌的切开，怎么切开的，再怎么缝合好就行了。好在手术很成功，做了肺破裂的修补，脾脏的切除，病人术后恢复得也很顺利。

很多年后，有一次见到那个病人，我再看他的刀口，从后背肩胛骨处，斜着朝前下到肚脐，足足有半米长！现在想起来，那时候怎么那么笨呢！其实，也可以理解，一是自己年轻，刚参加工作，没有做过；二是那时候全年手术量才三四十台，根本没有机会学习。老一辈的专家们也是这样成长起来的，所以有时候想，病人才是我们的老师呀！

另一个例子发生在我们单位创三甲医院的时候。那时候，为了争创三甲，每天要学习有关规章制度、培训、拉练，其中有一项就是如果有急诊患者，要求会诊医生几分钟内到现场。

1995 年 8 月 19 日，暑假刚结束，学生要开学的时节。下午刚刚上班，我换好白大褂，拿出听诊器挂在脖子上，就听到电话铃急促地响起来。护士接电话后告诉我："孔大夫，急诊大厅有急会诊！"我说可能是拉练，赶紧去吧。带好听诊器和胸腔闭式引流的器械包，我一溜小跑地赶到急诊科。哪里是拉练哪！走廊里满是人，站着的，坐着的，还有些轻伤员在楼道溜达，急诊大厅里病床上都躺满了伤员。哪里见过这阵势。已经有几个科室的医生先我到了，见我进来，小儿外科赵云和老师说："小孔，看这个！这个最重，病人有休克，得赶紧手术！"我一看病人，是个十几岁的小姑娘，面色苍白，脉搏微弱，右前胸部有一块长30厘米，宽约5厘米的玻璃条正扎进胸腔。我一边让护士给补液纠正休克，一边给手术室打电话："急诊大厅有胸外伤病人，需紧急手术！"放下电话，几分钟，就见手术室护士陈文玲推着担架车跑下来。跑近一看，不是演练哪！赶紧把病人抱上推车，几个人推着往手术室跑。那时医院没有电梯，手术室在三楼，要推着病人走坡道上去。到手术室后，麻醉大夫已经严阵以待，现在做全麻手术要先给静脉诱导，那时是病人清醒插管，记得吕少立大夫挑起病人会厌，单腔麻醉插管顺利地插进气管，接麻醉机。我们完成病人摆放体位、消毒、铺无菌单，手术大夫消毒、开胸。进胸后，见到玻璃条插进胸腔，恰好把奇静脉扎破，鲜血一个劲往外涌。我手疾眼快地一把按住出血的部位，检查其他地方没有损伤，舒了一口气，告诉麻醉师，血止住了，赶紧补液、输血、升血压。接下来顺利缝合破口，安放引流，关闭胸腔切口，生命体征平稳后回到病房。术后查看病人的记录，发现从病人进急诊室到手术开始，只用了半个小时，创了急诊手术的纪录。那天是我跟陆志良、崔国忠医生三人做的手术，他们两人也都是二十几岁，刚毕业。病人回到病房，才想起还没有家属呢，我们三人又守在那儿看护病人。那时通信不发达，直到晚上9点钟，病人的父母才赶到。病人的父亲是当地一家医院手术室的护士长，听说这个病情，非常感动。他转天找到沧州报社，要求记者采访我们。不久，《沧州日报》头版以通栏标题《"红十字"作证》刊登了我们这次急诊抢救的事例。

20多年过去了，我在给本科生讲课还时常提起这些病例，用来说明胸部外伤的凶险和及时抢救的重要性。

后来看过一个安保人员写的一首诗，题目是《深夜，那道刺耳的电话铃声》，有几句我觉得用在我们医生值夜班上，也很贴切，我把这首诗摘录一部分：

最不愿听的，

是深夜突然响起的电话铃声，

像裁缝的剪刀，

把也许并不香甜的梦剪开，

让你胆战心惊!

但是，

你哪里有时间胆战，

又哪里有时间心惊，

你像一支离弦的箭，

只能向箭靶冲锋。

有时，可能只是一场虚惊，

也足以让你庆幸，

庆幸它只是一场虚惊，

也只是惊了睡梦，

"红十字"作证

张秀峰 王宝国

（1995 年 8 月 27 日《沧州日报》第一版）

也只是赶走了睡虫，
但是，你守护的夜晚，
却是令人欣慰的安宁。

第六章　第一次申请专利

工作几年以后，自己在临床上能做些简单的手术，就会发现一些问题，有些器械或者操作方法等是需要改进的。比如在开胸手术时，我们需要用压肠板把肺挡过来，那个压肠板不是为压肺设计的，肺组织经常不能完全挡过来，这时候往往需要再加一个压肠板，甚至得把整只手伸进去操作，而手进去后，又会影响手术视线。这时候我们会说：假如有一种专门的压肺板，一进去就能很轻松地把肺组织完全挡过来，扩大视野，该有多好哇！问题是，我们都在感慨，谁去设计这个东西呢？让手术器械厂家的工程师设计吗？他怎么知道你手术中会遇到这样的麻烦，怎么知道设计出来的东西能不能满足你手术需要呢？因此，只有临床医生才能感受到手术的不方便，提出改进意见，再由机械设计师、工程师做出产品，由我们临床医生进行检验。从这个意义上说，所有的手术器械都是医生发明的。当你有了这样的灵感以后，不要错过，马上记下来，抓住不放，或许一项发明就要产生了。

1997 年的时候，我开始有了这么几个想法。

当时自己年轻，在手术台上多数是充当第二助手，做些拉钩剪线的活儿，手里离不开一把剪线用的剪刀，偶尔需要帮一下别的忙，剪刀就没地方放，交给器械护士？她会很快摆放到器械台上，而你又很快再次需要，再请她递给你，既耽误时间，也不方便。放在手术野的无菌单上，又容易滑落到地上。我就想，手术野只有开胸器是固定放在刀口上的，整个手术过程中基本上不再移动位置，相对固定，如果在开胸器上有个固定的环儿，我就能顺手把剪子或者血管钳子插进这个环中，既方便我随时拿出来用，也不会担心滑落到地上了。这个设

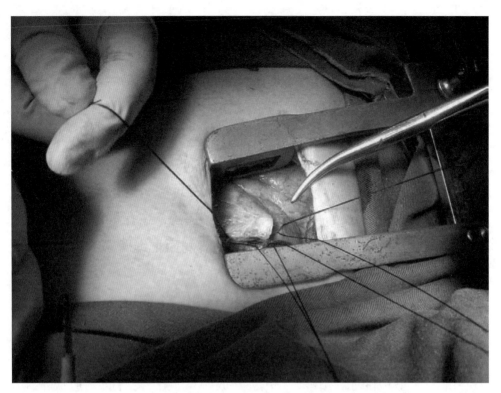

（普胸外科使用的开胸器）

计恐怕只有第二助手才能想得出来，主刀的精力都集中在怎么能把肺叶切下来，才不管你剪刀放哪儿，反正剪刀掉地上，就会训你。再有，手术中我们经常要探查肿瘤的大小，标本拿下来以后也要测量一下大体的尺寸，器械台子上是没有尺子的。要测量，一般也是二助找护士要个尺子，或者自己准备个尺子放在旁边，等手术结束后，自己再去测量，往往为了找尺子费一番工夫，因为，一会儿就不知道被谁拿到哪个手术间去了。我想，在开胸器的固定臂上做上几个刻度，做成一个带尺子的开胸器不就解决了吗？当我们从胸腔把标本取出的时候，顺便就测量了尺寸。

那时，手术结束时，为病人安放胸腔引流管，尤其是缝合固定引流管，都是助手的活儿，而术后换药拆线拔管也都由助手包揽。固定引流管时，要在皮肤上缝一根粗丝线，把丝线缠绕在管子上，再打结系牢。我发现，这更是个难题，有时不小心拽了一下引流管，固定丝线立刻会撕拉皮肤，病人就得疼好半天；缝合得太紧了，丝线会勒紧皮肤，影响血液循环，局部的皮肤都会起水泡、变黑坏死，术后好长时间这个地方的结痂仍不能脱落，这往往是病人最痛苦的；缝合得松了，引流管固定不牢靠，会脱出来，有时会脱出一半，引流管的侧孔脱出到身体外边，给病人造成气胸、肺不张的危险。能不能有所改进，减轻病人的这些痛苦呢？那些日子，我反复琢磨，想出个办法，在引流管接近皮肤的地方做一对侧耳，侧耳上有孔，在孔里穿进细绳，这两根细绳甩到后边，围绕胸部一周，在对侧面把绳子系一块就行了，跟我们平时固定气管切开的套管一样。

那时的胸腔引流瓶不是一次性的，是用一个广口玻璃瓶，从瓶口插进一根玻璃管，玻璃管的另一端接到引流管上，广口瓶中倒上约500ml生理盐水就行了。它的缺点一是玻璃瓶容易破碎；二是瓶子不小心倒了，里边的水流出来，引起开放性气胸，会给病人造成危险。这是一个护理上的难题，也是我们平时要反复跟病人家属交代的。那时就想，要是有一种瓶子，即使倒在地上，里边的水洒出来，外边的空气也进不去多好哇！一天，看到孩子喝的一种饮料，像一只水杯，有一个固定在杯子上的吸管，而这个吸管不是直通杯底的，而是螺旋式的，紧贴着杯子内壁盘旋几圈再延伸到杯子底部。这种杯子，即使平放，里边的水洒出来，那圈螺旋管的最底部的水也是出不来的。当时很兴奋，如果把我们的引流瓶设计成这样多好哇！就再也不用担心外面的空气会顺着管子进到胸腔里了。

这样简单的东西可以申请专利吗？我查阅了一些杂志，记得当时有一本临床器械革新的杂志，上面介绍的都是这类小窍门，而且大部分都申请了专利，就想，我也申请专利吧。

当时沧州没有地方办理这个业务，那就直接去北京国家专利局问。说走就走，1997年6月16日是个周一，请了一天假（怕人家周末不上班），早晨坐上第一班火车，下车后换乘公交，到了专利局，走进大厅后，却不知道该找谁。服务人员认真听了我的情况，说："您应该先读几本有关专利申请方面的书，搞清楚几个基本概念。如果还有难度的话，可以找一家专利事务所帮助申请。"心想，怪不得在专利局门口有那么多家专利事务所呢！专利局院里有一家专业书店，里边都是专利方面的书，就挑了一本专利知识的普及读物和一本介绍科学创造方法的书，拿着两本书就进了一家专利事务所。一位老先生听了我的介绍，说这种情况可以申请专利，专利有三种，分别是发明专利、实用新型专利、外观设计专利。其中，实用新型专利是指对产品的形状、构造或者其结合所提出的适于实用的新的技术方案。它保护的是有一定形状或结构的新产品，不保护使用方法以及没有固定形状的物质，更注重实用性，其技术水平较发明而言，要低一些，都是比较简单的、改进性的技术发明，可以称为"小发明"，而我的这小发明正好是实用新型专利的保护范围。我进一步问他，我把自己的技术改进的想法说清

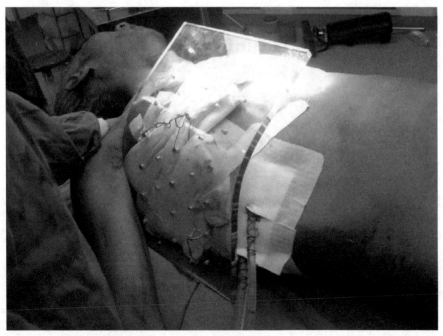

（在没有肋骨固定板时,我自己用有机玻璃塑形来固定肋骨）

楚，接下来事务所去做什么。他拿出一本不太厚的表格，说就是帮着我填写这些东西，因为专利局对文字的要求非常严格，不是专业的填写一般不会符合要求。后来又问他代理的价格，他见我很年轻，刚参加工作，就给我打了折，好像花了四五百块钱。过了几天对方写信告诉我，申请书已经交给专利局了，交上申请费，就等着批准了，一般在半年内就能得到批复。随信还给我寄来了申请书的副本。我仔细读了他们写的申请书，结合我看的书上的要求，认为就这几页表格，好几百块钱的费用，不划算。于是我就自己照猫画虎地写了一份申请，递交了上去。不到半年的时间，我就收到了两本大红的专利证书，这就是"一种多功能开胸器"和"可固定式胸腔闭式引流管"的专利。

现在看来，当时的想法和做法都有点幼稚。后来的工作中，我又有很多小改进和小发明，有的申请了专利，也有的被别人抢先申请。比如，在胸腔镜手术中，递线是个简单动作，但有时会很麻烦，线有时会黏在钳子上，前端怎么也递不进另外一只钳子口里。我反复琢磨，想了好几种改进办法，最后发明了一种"C"形钳子，临床上很好用。在一次手术中，我们科宋翔医生使用了这种钳子，手术视频拿去参加一个全国性的比赛，最后宋翔医生拿了全国第二名的好成绩。当时不少人对我的这把钳子啧啧称赞："嘿！人家怎么就能想到哇，太妙了！"可是不久，我就发现一个手术器械厂家出了产品，我询问后得知，是被上海一位胸外科专家申请了专利。当然也没有必要遗憾，当初发明的目的就是能解决点临床问题，把手术做得更好更漂亮，目的达到了，有什么可遗憾的。

想跟年轻医生说的是，我们工作中要经常思考，有些发明和革新往往出自小人物之手，而一旦有了灵感，要抓住不放，深入进去，不达目的决不罢休。

第七章　第一次做医疗纠纷鉴定专家

2003 年的夏天，接到市医学会通知，让我参加一个医疗事故鉴定，当时我是市里医疗事故鉴定的专家组成员。

病例是这样的：一位年轻女性，因为肺结核、结核性脓胸在泊头市医院就诊，给予抗结核治疗及胸腔闭式引流，因为病史长，每天伤口处换药，脓液会顺着引流管向外溢出到体外，引流管口感染成了一个直径约 3 厘米的窦窿，外科医生要用几块纱布绕在管子周围，每次换药时都要清点好纱布，用了几块，下次换药一定数目一致，一块也不能少。那天常规换药时，医生清点纱布数量，发现少了一块。询问家属，家属也没有动过。主管医生很着急，跟主任汇报后，给病人拍了胸片、CT、B 超，但那时的纱布没有可显影的钡线，检查仍不能确定是不是掉进胸腔，于是用卵圆钳盲目地伸进伤口，试图用钳夹找一找，仍没有结果。那时泊头还没有纤维支气管镜，便联系市里一家医院，由主治医生陪同，用救护车带病人过来。来到医院，用纤维支气管镜通引流管口伸进胸腔，果然找到已经成团块状的纱布，用钳夹取出。整个过程很顺利，也很简单。

但遗憾的是，这家医院的医生将纱布泡到福尔马林液中，交给家属，并明确告诉家属：你可以去找当地医院讨个说法。于是就产生了这样一个纠纷，最后诉到市医学会。在鉴定会之前，我应邀去看过病人。我见到病人骨瘦如柴，贫血，引流管口仍有液体溢出，胸部 CT 显示，胸部纤维板增厚，肺内可见多发结核灶。

鉴定会开始，大家推举我为鉴定专家组临时组长，主持鉴定。当时大家的意见分两种：一种意见说这是个医疗事故。理由是把纱布落在病人体腔内了。要知道外科医生手术最忌讳的就是体腔内遗留异物，如纱布、镊子、针等，如果事前考虑到病人的伤口比较大，换药时纱布可能会掉进胸腔而采取一定的措施，就可以避免这样的事发生。一种意见说不是医疗事故。理由是：纱布掉进体腔跟病人的病情有关，病人长期带管，局部皮肤溃烂无法正常固定管子，这是在换药过程中无法避免的一个并发症。这里的"丢纱布"，跟手术时没清点准确，粗心大意而"丢纱布"是两个不同的概念，不能混淆。这个事件中，医生清点时发现纱布少了，积极采取了各种办法试图取出纱布，限于单位医疗条件限制，无法取出。而且，这个事情本身并没有给病人身体造成什么伤害，院方免去了为取纱布而做的各种检查治疗费用，处理上合情合理。会上，两种意见争论得很激烈。我是坚决不同意定为医疗事故的，但是大多数同志认为属于医疗事故，当时我们争得面红耳赤，由于我的据理力争，最后大家同意了我的意见，我当场拟出一个鉴定意见，请大家一一签字。

另外一家医院的医生，在这里扮演了不光彩的角色。第一，自己手里有纤维支气管镜，轻而易举地取出了纱布，便扬扬得意，认为自己了不起，以救世主自居，这是目光短浅、井底之蛙的表现。他不了解当时病人的情况、当地医院的技术力量以及设备条件等，不能设身处地地从别人的角度考虑问题。第二，在遇到事件后，自己马上从一个运动员转变成裁判员，没有摆正自己的位置。须知你的责任是将纱布取出，而不是做技术鉴定。第三，遇事不是做病人及家属的工作，减轻病人及家属的焦虑和紧张情绪，反而是鼓动家属的对应情绪，这样，于病情无益，于解决问题无益。为医者，当引以为戒。

事情过去这么多年，我记忆犹新，除了这是我第一次主持鉴定活动外，还有一个原因，就是经过这件事，病人及家属非但没有记恨我，反而成了我的粉丝。后来这个病人康复得不错，结婚生子，现在她的孩子已经上高中了，她一直定期来找我复诊。

第二篇　医林撷英

第八章　第一例气管肿瘤手术

1997 年初，有一位 58 岁的农村妇女，因为喘鸣到呼吸科就诊，接诊医生是高敬华主任。高主任河北医大毕业后也在天津胸科医院呼吸科进修学习，她待病人有一颗菩萨心肠，且胆大心细，虽是内科医生，也兼具外科思维，是我最敬佩的大师姐。她接诊病人时，就感觉病人的喘不是一般的哮喘，而是跟体位变化有关，听诊两肺呼吸音是清晰的，没有哮鸣音，在某个体位时病人的喘会像鸣哨一样，这样的特征符合大气道肿瘤的表象。于是给病人做了 CT 检查，证实气管中段有一个 2 厘米的肿瘤，基地还比较宽，堵塞管腔约 4/5。又给病人做了气管镜检查，活检病理是腺样囊性癌。诊断明确了，接下来是治疗。那时候在胸外科，气管外科还属于我们的禁区，手术时要全身麻醉，这时病人自己不喘气了，要在气管里插一根管子，接到麻醉机，靠呼吸机给病人呼吸。而气管的手术，要把气管切除一段，再把两头接起来。这个过程怎么让病人喘气呢？所以麻醉也是个问题。气管两头缝合起来，万一长不住，漏了怎么办；还有，如果切除的范围比较大，气管两头够不着了，不能够对接到一起怎么办；等等这些问题制约着气管外科的发展。

高主任找到我，我们跟麻醉科商量，天津胸科医院安若昆老师早在 20 世纪 70 年代就做过这样的手术，但是手术例数不多，能不能把安老请过来，帮我们开展气管外科的手术？这样的话，将来再有类似的病人，也不用往外地跑了，会给病人带来很大方便，也节省了病人的花费，对我们医院的外科技术和麻醉水平都是一个很大的提高。商量的结果是让我带着病人的资料去天津会诊。

找到安老后，我把病人情况做了介绍，他认为这个病人病情诊断明确，各项条件符合手术切除的标准。因为之前他多次来过我们手术室，对我们手术室的设备条件有所了解，认为可以在沧州手术。他又把赵福元主任和麻醉科肖功主任找来，肖主任看了后也觉得可以手术。想让赵主任来主刀，但赵主任觉得还是安老出场更有把握，最终决定由安老、赵主任、肖主任一起来完成。安老说毕竟这是沧州历史上第一例气管手术，只能成功，不允许有半点闪失。

手术安排在 1997 年 5 月 10 日进行。首先从口腔插入一根气管插管，静脉复合麻醉成功后，用胸骨锯从胸部正中把胸骨劈开，找到气管肿瘤，在肿瘤下方把气管切断，在这个断端的远端再插进一根气管插管，然后用这根插管代替口腔的插管进行呼吸。再完成肿瘤段气管的完整切除。这时候，将上下两段气管用细丝线一一缝合，在缝合完成多半周的时候，把远端的插管拔除，再把原来口腔的插管继续下插，顺进去到达吻合口下面，这根管子衬在气管里边，再把剩余的那半周吻合完。记得当时怕这线头把周围的血管磨破，造成出血，还用胸腺

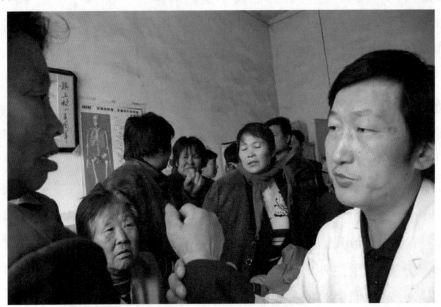

（2007 年 4 月 18 日，在河间卧佛堂中心卫生院义诊）

组织把吻合口包盖了一番。手术及术后恢复都很顺利，病人很快痊愈出院。后来我把这个病例写成论文发表在 1998 年的《实用癌症杂志》上。论文最后，我郑重地写上：承蒙天津市胸科医院安若昆主任指导，谨致谢意。尤其让我感动和过意不去的是，那年安老已经 76 岁高龄，当时交通条件不好，一辆夏利轿车载着 3 位专家教授，来沧州帮我们开展工作，那时没有高速公路，走 104 国道，在九宣闸那个地方堵车，从沧州到天津的路上颠簸了 9 个小时，他们后半夜才到家。当时没有手机，联络不方便，我是后来才知道的。

20 多年过去了，气管外科的很多术式在我们医院已经成为常规手术，胸腔镜下就能完成袖式肺叶切除支气管的吻合、气管隆突的成形，以及体外循环下的困难的气管肿瘤的切除等，但是我仍然忘不了那第一例手术，那是自己和同事们磕磕绊绊走过的历程。

第九章　第一例胸腺瘤合并重症肌无力手术成功

2001 年底的一天，本院年轻护士小刘来找我。一进门，我就发现她的眼睛有些问题，就像老百姓说的虚眯着眼、耷拉眼皮、眼睑撩不起来，心里就有些疑惑。她跟我说体检发现胸腔长了一个瘤子。我看了她的 CT 片子，是前纵隔的胸腺瘤，而且考虑恶性，和心包及组织有粘连，结合她眼睛的情况，心里就有点眉目了。我问她为什么去做体检，她说是因为眼睑下垂，在眼科和神经科都看了，最后做了一个全身体检发现纵隔肿瘤。我告诉她，这个病基本可以明确：胸腺瘤合并重症肌无力，属于眼肌型，需要手术治疗，但是手术前要做一个充分的药物准备。

胸腺瘤和重症肌无力的关系人们已经认识很久了，但是这里边的谜团仍然没有完全解开。胸腺瘤的患者，有 1/3 的可能会合并有重症肌无力；在重症肌无力的患者当中，65% 到 80% 的有胸腺增生，其中 10% 到 20% 的会伴随有胸腺瘤。在重症肌无力治疗当中，如果有胸腺异常，胸腺的切除是治疗重症肌无力的有效手段之一，大多数的患者在胸腺切除后，重症肌无力的症状可逐渐获得缓解或治疗重症肌无力的药物可逐渐减量；部分重症肌无力患者未合并胸腺瘤，如眼肌型患者，通过切除正常胸腺组织，也可获得较好治疗效果。但是因为这个病的发病率比较低，据统计，中国的年发病率仅为 0.4/10 万，只有肺癌的 1/20，因此长期游离在公众的视线之外，即使是胸外科医生亲自经手的病例也不多，有时候一年也遇不到一个病例。

学而时习三十年

记得 1992—1994 年，我们科曾经收治了 3 例胸腺瘤患者，当时都做了手术，遗憾的是这 3 位患者都在术后去世了，死因是呼吸衰竭。为什么会这么复杂呢？通俗点说：这种病严重时会发生重症肌无力危象，表现为全身肌肉无力，包括呼吸肌无力，病人没办法呼吸了，引起呼吸衰竭。我们治疗肌无力的一类药物叫"抗胆碱酶药物"，通常使用如新斯的明或者溴吡斯的明，抗胆碱酯酶药物过量也会引起一种"胆碱能危象"；另外，有些病人，在药物治疗过程中，突然对抗胆碱酯酶药物失效了，不管用了，而造成的一种危象叫"反拗危象"。这三种危象在临床上很容易交织在一起，不易鉴别。也就是说，病人出现了危急情况，你不知道是该增加药量，还是应该减少用药。更重要的是对肌无力术前的准备还认识不足，加之那时候一般的基层医院胸外科还没有呼吸机，像我们这样一家地区级医院胸外科还不是一个独立的科室，所以才有死亡率如此高的情况。

1993 年下半年，我到天津胸科医院进修，不久之后，就主治了一例重症肌无力的病人。这个病术前准备要求非常细致，要求医生耐心、细心。科室的这类病人大都在李作明主任所在的组，李主任对肌无力也有自己独到的见解。（李主任祖籍沧县刘表庄，对我这个老乡格外关心，这么多年直到现在，我跟他以及他老家的亲戚还都有联系）这个病例从一开始接诊，到术前准备，到手术的要点难点，到术后围手术期的处理，再到术后的辅助治疗，我全程参与，且都做了详细的笔记。那时还翻阅了大量的参考文献，把各家经验做了一个总结。还请安老和李主任指教，他们认为，重症肌无力掌握到这个水平已经很不错了。接下来一年的时间，又负责过几个这样的病人，自己心里就有点底气了。我的观点是，从技术和设备条件上讲，我们完全可以开展这类手术，欠缺的是手术前的充分准备、手术后的处理，而这些只是药物的调整而已，只要有了正确的理念和方法，就完全可以掌握。1994 年夏天，有一周末我回沧州，到医院后看到科室收治了一位重症肌无力的病人，我看了术前准备，还不够充分。我回天津之前，告诉张书栋大夫，请他转告主刀医生，这个病人还要再准备，现在不是手术时机，至少要三周以上才能手术。那天张大夫骑自行车送我去火车站，到了车站广场，我又反复叮嘱他。但遗憾的是，后来我得知那位病人很快做了手术，术后不幸去世了。

在接诊了护士小刘以后，我就按照要求给她做手术准备。她口服溴吡斯的明后，症状很快好转。我告诉她，不着急，等症状完全消失再说。又过了一段时间，她感觉一点症状都没有了，跟正常人一样了，我再给她逐渐减药。减到一个剂量，不能再减了，再减就又会出现肌无力了。这个剂量就是我想要的剂量！也就是用最小的剂量维持最好的治疗效果。这个时候，我对她说，可以住院进行手术了。

在她办理完住院手续准备手术时，问题出现了。因为是本院职工，病人很年轻，当时只有 36 岁，更因为之前没有成功的病例，科室讨论时，很多医生认为这个手术风险太大，主张转到外地。我的意见是可以手术，风险不大。但我那时还属于年轻大夫，人微言轻，几番争论后，科室上报医务科，申请组织一次院内的会诊，医务科长刘文主持讨论，主管业务副院长刘芝瑞参加，还有相关科室的同事。有的同事为了说服我，拿着教科书去了。戴殿禄主任说："我看有些同事是带着书本来的，说明大家对这个病还不太熟悉，加之以前的病例不成功，我建议还是要慎重。"会上意见一边倒，没有一个人支持我做手术。但是，我认定这个病例准备是充分的，手术及术后处理我已经心中有数，而且在进修学习期间自己亲自主治过数例这样的病人，又翻阅过大量的资料，从理论到实践是有信心的。会上争论很激烈，见大家说服不了我，最后刘芝瑞副院长表态：因为是本院职工，还是要慎重，建议我跟病人家属携带资料去天津胸科医院请专家们会诊，听听他们的意见。如果认为可以手术，看能不能转到天津手术，或者能不能请专家来沧州手术。于是，我跟家属去了天津，请李主任过目后，他支持我的意见。但是，当时已临近春节，天津已经不再收治病人了，要等正月十五过后才能去住院。当时家属对我非常信任，也不愿意再等这么长时间，要求立即手术。我们回来就跟院里做了汇报，刘院长指示请天津专家帮助手术。手术安排在 2002 年 1 月 31 日进行，那天是农历腊月十九，由我主刀，李作明主任台上指导，天津胸科医院麻醉科刘俊英主任担任主麻。手术采用胸骨正中劈开，做了全胸腺切除，包括上至颈根下至膈肌，两侧到膈神经的纵隔脂肪组织的清扫。手术很顺利，术后就拔除气管插管回到病房，10 天后顺利出院。

这是我们第一例胸腺瘤合并重症肌无力手术成功的病例。从那时起，我们不再谈肌无力色变，后来这些处理原则成为我们的常规规范。从那时起没有再发生过一例此类病例术后死亡的情况。回想起来，那时初生牛犊不怕虎，力排众议地做了这一手术，也就此把工作开展起来了，否则这项技术可能还要推迟几年。到现在，我们早就开展了重症肌无力的微创治疗，效果更好，病人痛苦更小，这已经成为我们科室的特色，我也有幸被邀请去石家庄、邯郸、邢台、承德、廊坊等地做技术指导，帮助兄弟单位开展这一工作。

第十章 第一例胸腺瘤并纯红再障手术

2002年夏季，一天，血液科让我去会诊。一位李姓老太太，60多岁，因为乏力、气喘在我院门诊就诊，门诊检查为重度贫血，收治血液科。骨穿结果：红系阙如。考虑单纯红细胞再生障碍性贫血，简称"纯红再障"。入院后检查X线胸片，发现右胸腔内巨大肿瘤，请胸外科会诊，看有没有胸外情况。我看了病人的骨穿结果和胸片，当即回复他们：这是胸腔肿瘤引起的纯红再障，这个肿瘤来源于胸腺，应该做手术切除。病人第二天就转来我们科。

大家讨论这个病例时，我说出了自己的观点。有的同事有不同意见：这个肿瘤位于右胸腔，在前下方，如果是来源于纵隔的话，应该是下纵隔，不符合胸腺瘤的常见发生部位。这么一个胸腔内肿瘤很难说跟血液病有什么关系。我告诉大家，仔细观察，这个肿瘤边缘非常光滑锐利，上小，下大，像个长柄垂葫芦，或者说像白炽灯泡，临床上也有的说是水滴状，其实，它的根在上边的胸腺位置，肿瘤逐渐长大，由于重力的作用，一边生长一边下坠，就成了现在这个模样。就像重症肌无力一样，纯红再障也是胸腺瘤的伴发病之一，不过更为少见。

记得在天津学习时，有一次安若昆教授讲课，是讲给高级班的，我没事也去蹭课了。在讲到胸腺瘤时，他讲了胸腺瘤可以合并重症肌无力，还可以合并单纯红细胞再生障碍性贫血，这个更少见，有些胸外科医生一辈子也不见得能遇到。还有更为少见的会合并"低丙种球蛋白血症"等。因为这个病比较特殊，听课时精力比较集中，一下子就记住了，后来就这个问题，我还查了一些资料，包括赵福元主任把他自己的笔记借给我，我还抄录了一些内容。当时我特意找出自己的笔记本，安老授课的时间是 1993 年 12 月 2 日下午。抄赵主任的笔记中有这样一段"胸腺瘤的 X 线胸片特征，后前位示肿瘤多位于前纵膈中上部，紧贴胸骨角后方，其位置自颈根部下至心脏底部和大血管根部，突向一侧胸腔，呈上窄下宽之巨鼻状"。

病人住院后做了相关检查，就把激素给上了，很快贫血情况好转，血常规显示血红蛋白上升。我请示了安老，可不可以手术，安老说还不行，再准备一段时间。于是我又让病人回家继续吃药，完全按照重症肌无力的手术要求做准备。一个多月以后，病人再次来院，我又带着病人的资料找到安老，安老告诉我可以手术了。这次是我独立完成的胸骨正中劈开胸腺瘤切除及全胸腺清扫。可能是因为疾病本身的因素，加上激素的应用以及手术的创伤，病人术后出现了左侧胸壁的带状疱疹，疼痛严重，准备请皮肤科会诊。这时家属说，有个亲戚认识卫校的一位老师，能不能用中药试试，我说当然可以呀！于是病人家属取来药敷在患处，用塑料薄膜盖上，再用胶布固定好，说来也怪，当天晚上病人就没有再喊疼。隔两天换过一次药，不到一周揭去药后，皮损竟痊愈，留下些色素沉着。这让我对祖国医学更刮目相看了。这个病人手术效果出奇地好，出院前又做了一次骨穿检查，回报：红系正常。

病人出院回家后，我每周都要去家访，看看病人的情况，给调整药物，前后大概有几个月的时间。记得病人家住市人大对过的一个村子，那时还没有小区，是市郊农村的平房。我在医院住，周末去西体育场菜市买菜时正好顺路去她家。停药时已是秋天，那天去她家，一家人正在院子的石榴树下，围坐在一起吃饭，坐着那种小矮板凳，见我来了，执意让我坐下吃饭，说："这可不是特意为你准备的，就是家常饭，包子、玉米粥，我们一家子可没拿你当外人，你不能嫌弃！"那时候年轻，脸皮厚，坐下就吃，临走时还给我摘了几个非常大的甜石榴。几年后老人再次患肺癌住院，我仍旧是主治医生，直到老人去世。

今年（2019）春节前的一天，跟儿科老主任张德生教授聊天，他回忆起做住院医生时，有一次一个孩子患白血病化疗，那时的药物反应特别大，孩子吐得厉害，眼看着身体要垮下来，老主任李曰美嘱咐家属要给孩子增加些营养。那时，病人家属可以自己带东西，比如鸡蛋、肉，医院食堂给加工。李主任见病人家属就是买的食堂的窝头、咸菜，便说了声"你等一会儿"，转身就出去了。李主任家就在医院家属院，跟医院有小门互相通着，不一会儿从家里拿来一袋挂面和几个鸡蛋，交给孩子的爸爸，说给孩子煮个挂面汤吃。孩子的爸爸"扑通"一下

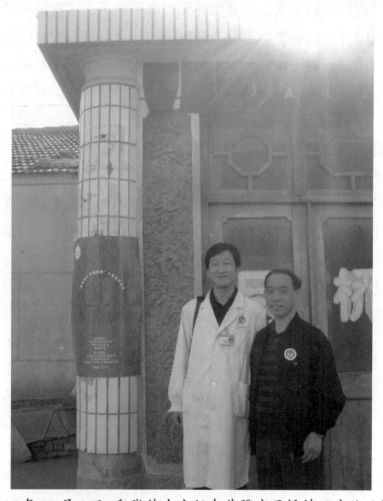

（2006年11月3日，和张德生主任在黄骅市吕桥镇卫生院义诊）

子就给李主任跪下了……张德生主任说，那是第一次遇到这种情况，当时给自己心灵带来很大震撼，也影响了他的一生。我们至今都还怀念那时的医患关系。

第十一章　一例罕见的吻合口支气管瘘

1996年的一天，呼吸科高敬华主任让我会诊一个病例。男性，60岁，因为贲门癌在天津某医院做了左侧开胸贲门癌切除，食管胃主动脉弓下吻合。术后10天病人即出现发烧咳嗽，体温38.5℃，有白色黏痰，有时为黄脓痰，痰中带血丝。考虑肺感染，给予抗感染治疗好转，出院回家。回家后病人再次发烧，咳痰，黄色黏痰，并有呛咳。来到我们医院呼吸科就诊。高主任接诊病人后，为病人做了胸片检查：左肺下叶大片密度增高影，边界模糊，左心缘和左膈肌角不清。提示左下肺感染，有部分实变。并做了痰培养检查，更换敏感抗生素，几天后认为效果并不好。开始考虑是不是跟一个多月前的那次手术有关。我建议他做个上消化道造影检查。见：上段食管扩张，吻合口狭窄，钡剂通过缓慢，于吻合口处可见向左胸控内分流，同时支气管显影，此时病人出现呛咳。看来这是一例罕见的贲门癌术后吻合口支气管瘘。

我随即查了有关资料，当时国内有3例报道，一例因为瘘口较小，经过一段时间的保守治疗就痊愈了。另外两例都是死亡病例。死亡的原因是感染无法控制，病人不能进食，营养和呼吸衰竭。当时我想首先要搞清楚瘘口的位置、大小、性质，想办法看如何去治疗。于是想给病人做一个气管镜检查，一则看一下瘘口，再则为病人吸痰，做一下呼吸道清理，对缓解病人的痰多和呼吸困难有好处。当时病人一个月没有正常进食，非常消瘦，体力很差，几乎不能下床活动，很抗拒做这种有创检查。我跟高主任就一遍遍给病人做解释工作，最终取得病人的信任。检查就在病人床头进行，我为病人做了充分的麻醉，把痛苦减小到最低。气管镜下可见管腔内充满了痰液，为黄色及褐色的脓痰，有炎症充血水肿。吸除脓液后，未见明显新生物和破口。于是给予抗生素支气管肺泡灌洗。

经过这次支气管镜的检查及治疗，病人呼吸困难的症状有了明显好转，体温也有所下降，开始对我产生了信任。后来我又对他讲：咱们再做一个胃镜检查吧，看看那个瘘口是在食管还是胃上，有多大。只有看到了，我们才能想办法去治疗啊。没想到病人很痛快地说"行，只要您亲自给我做就行。"于是我给病人做了床头的胃镜检查：距离门齿35厘米吻合口黏膜水肿、充血，于吻合口前壁可见一裂隙样小孔，长约0.5厘米，周围可见脓苔附着，嘱病人咳嗽，看到有大量气泡自小孔漏出。这样诊断就更加明确了。

借着去北京开会的机会，我找到了《中华胸心血管外科杂志》主编孙衍庆教授，孙教授告诉我，这是个很罕见的病例。首先病人不能进食，要解决营养的问题，得先给病人做一个空肠造瘘，待营养问题解决了，病人体质恢复了，瘘口局部的炎症水肿也消退了。这时再二次手术，行左肺下叶切除，还要切除上一次手术的吻合口，再做消化道重建。用残胃跟食管吻合，或者空肠跟食管吻合。这样的手术比第一次手术创伤要大得多，对病人体质要求也高。这例病人被误诊长达两个月，严重肺部感染，病人身体情况差，不能耐受手术，估计家属不会同意做这样的手术。

回来后我跟高主任汇报了会诊结果，也没有跟家属过多说，因为当时病人的体质根本不允许做这些。那些日子像着了魔一样，天天琢磨着这个瘘口。一个周末的下午，在家休息看书。随意拿起一本基层医院经验文集，类似于以前赤脚医生的经验集，这样的书现在看不到了，其中有一篇文章吸引了我，是一篇介绍耳前瘘管治疗经验的，作者在瘘管局部没有炎症的前提下，用硝酸银注入瘘管，由于硝酸银溶液含有大量银离子，其氧化性较强，并有一定腐蚀性，临床上常用于腐蚀增生的肉芽组织。硝酸银注入瘘管内，会刺激腐蚀管壁产生炎症粘连从而使管腔闭合。我立即跟高主任研究这事，再去找硝酸银。耳鼻喉科告诉我，现在做一些出血点或者肉芽组织的烧灼都不用硝酸银了，改用三氯醋酸，作用机制是一样的，临床上常用作除疣剂和收敛剂。我们又找到内镜室于永礼大夫，三人讨论了这个操作的流程、需要的物品以及注意事项等。

那天在内镜室，于永礼大夫负责胃镜操作，用注射器抽取三氯醋酸 5ml，接上镜下冲洗管，在胃镜下找到那个呈裂隙状的瘘口，用活检钳清除破口周围的脓苔及坏死组织，冲洗管直抵漏口，注入 40%三氯醋酸约 0.5ml，随即见到局部组织发白，表面像是起了一层小泡。观察了一会儿，就撤出胃镜，嘱病人回到病房。

术后给病人禁食水、胃肠减压、静脉营养等，第 6 天查房时，病人没有任何不舒服的症状。我们让病人可以经口喝 50ml 生理盐水，喝下去并没有什么不适，病人说，以前不是这样的，之前喝一小口水就会呛咳得厉害。两个小时后又让病人喝了一次，仍旧没有反应，下午就开始让病人喝温水，每两个小时喝一次。转天又喝了一天的白水。第三天便开始喝奶，几天后病人感觉已经能正常饮食了，就让病人回家继续每天喝奶。

20 天后，病人体质明显好转，在家人的陪同下坐着公交车赶来医院，给我们送来一面锦旗。我们又给病人做了胃镜复查：原瘘口处为灰白色纤维组织所代替，注水无漏气。后来我们把这个个案发表在了 1998 年第 3 期的《中国现代医学杂志》上。

食管癌贲门癌术后吻合口支气管漏，或者严格地讲叫作消化道气道瘘，是非常罕见的并发症，但近 10 年来随着微创技术的开展，其发病越来越多，考虑跟能量器械的使用造成支气管的损伤有关，即使目前，在治疗上也是个让胸外科大夫感到非常棘手的病症，死亡率很高。那时还没有支架、微创技术等，甚至连个普通 CT 检查都不普及。我们受兄弟科室经验的启发，采用了局部注射的方法，确实起到了四两拨千斤的作用。这个病例的成功，主要还是取决于瘘口的特点，一边是硬的支气管，一边是软而厚的胃壁组织，尤其，在我做胃镜观察时，见到的是一个裂隙状的瘘口。这样给腐蚀剂烧灼、组织粘连带来便利。假如是一个很薄的共壁的瘘口，胃腔跟支气管腔之间是一个通透的小窗户，显然是不能靠烧灼来粘连的，那样只会把窟窿越烧越大。博览群书，善于借鉴和嫁接，对我们外科医生来说是很重要的，正所谓功夫在诗外。

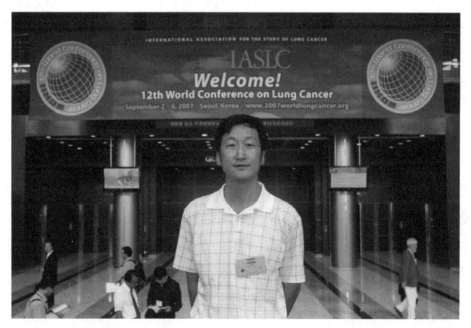

（2007 年在韩国参加第 12 届世界肺癌大会留影）

第十二章　出版《纤维支气管镜术》

1993 年在天津进修学习时，那里医院有个支气管镜室，胸外科于刚毅大夫负责操作，每周固定时间做检查或治疗，我们进修医生可以观摩，帮忙做些病人登记、器械消毒、麻醉、报告抄写等的工作。那时候纤维支气管镜属于贵重器械，进修生不让操作，除非自己带镜子去学习。

时间长了，我就看出点门道来，支气管镜的操作有几个要点：一是麻醉要充分。如果麻醉不充分，在镜子进入的时候，病人非常难受，剧烈咳嗽，不能很好地配合，根本没办法操作。二是支气管树的解剖要熟悉，否则，镜子进去，根本不知道是哪个支气管口，即使看到病变，你也不知道这是哪个部位，而且对于一些常见的变异情况也要心中有数，要不就会像进到迷宫一样。三是具体手法有些技巧。比如：经鼻腔插入时，镜管要沿着下鼻道插入，调整方向和目镜屈光度，看清其解剖结构，使镜体保持"中位"，徐徐进入，不要用暴力。当视野出现完全红色而且模糊时，有两种可能：一是光端部镜面抵在组织上，这时只要稍往外退一下镜体即可显示清楚。二是血迹污染了镜面，此时可嘱患者咳嗽一下，或经钳道插入细塑料管注入 1~2ml 生理盐水冲洗，再换吸引器吸出，一般可使镜面洁净。若仍无效，可拔出镜体，擦净后重新插入。像这些技巧性的东西，都是自己参观时，看老师的操作，一有心得就记下来，或者把自己操作过程中的体会随手记下，一般的书籍中很少有记载。这样经常跟于大夫学习、请教，他就偶尔指导着我操作一下，看我能很顺利地为病人下镜子，就大胆地让我接着往下看，边看便讨论，这是什么位置，这是哪个支气管开口，等等，在那些进修生中，等于给我吃了个小灶。1994年，第一届全国纤维支气管镜经验交流会在天津举办，卢文秋、于刚毅大夫一起写了篇《882例肺外科手术后纤维支气管镜应用分析》的论文，让我帮着整理资料，参与论文撰写，还署了我的名字。

等周末回沧州时，我就去单位的支气管镜室，帮着做。那时医院的内镜检查室，支气管镜和胃肠镜在一起，有一个专职的老护士于阿姨负责日常工作。支气管镜是胸外科医生做，能独立操作的有王希耕老院长、郑春降、韩丽荣、周继梧。周末遇到什么问题，周一回到天津后再跟老师讨教。这样一年下来，我的支气管镜操作水平有了明显提高。科室的同事都纳闷儿：你在天津学习，怎么会让你具体操作镜子呀？

等进修回来以后，我就成了气管镜检查的主力了。那个时候，呼吸科高敬华主任对气管镜也很感兴趣，我就手把手教她，她开始做时心里没底，总让我在旁边候着，有问题我就上。不到半年，她就能很熟练地操作了。记得有时市里其他医院偶尔也会让我去会诊帮助做。我还发现了两例比较少见的隐性肺癌，这在当时也是个新概念，我就写了篇个案报告发在1996年的《实用医技杂志》上，在阅读了大量参考资料、借鉴别人经验的基础上，我又把支气管镜的检查项目扩展了一下。当时新开展的项目有支气管镜灌洗，肺泡灌洗液100~200ml，回收后离心检查肿瘤细胞；经支气管镜肺组织的活检，根据胸片和CT确定好病变的部位，比如肿瘤在中叶支气管的外侧段的哪一个亚段，支气管镜检查时没有看到肿瘤，是因为支气管镜太粗，没法更深地进入，我就找好那个亚段，用活检钳盲目地伸进去，钳夹组织活检，这是个有一定危险的操作，很多人不敢尝试；经支气管镜穿刺活检，我自己用冲洗用的塑料管前端插一个头皮针的针头，用火烧一下固定好，从活检钳管道进入，在某个支气管壁穿刺到管壁外边，取管腔外边的组织做活检。这些技术当时在很多省级的医院都没有开展。

有了这些理论和实践的经验，就想着自己写本书，因为那时国内只有一本浙江医科大学主编的《纤维支气管镜图谱》，没有更多的参考书，我买不到那本书，还是找人家借来复印的，那时复印成本很高，一张纸就要3毛钱。我的太太是耳鼻喉科医生，支气管镜有故障时，我就用耳鼻喉科的纤维喉镜代替。这两个专业有所交叉，我跟她商量，她也很支持。我就着手整理资料，在资料准备得差不多时，我列了个提纲，找到恩师安若昆教授，他非常赞赏我的做法，鼓励我说："国内有一本图谱了，也不妨碍咱写，一是没有必要想学的人都去看那一本书；再就是你写的东西有你自己的心得体会，可供其他人借鉴参考。"大约半年的时间，稿子出来了，有八九万字，那时没有电脑，完全是400字的方格稿纸手抄，除了我们两口子，有时也找实习学生抄，很多章节抄了不止一遍。1997年夏天寄给安老审阅，并请老人家给作个序言。那年是酷暑，安老跟我说：家里空调不好用，热得够呛，没法干活，审稿给拖延了。到8月我收到安老寄回的稿件，感动和敬佩之情不禁油然而生、很多地方安老都做了批改，他说：一本书，里边的百分数，小数点后边的位数要统一，都统一到小数点后边两位，这些地方他都帮我算了一遍。有些错别字也一一给改正过来，另外还提了一些修改意见。我一一修改后，又重新誊写。书里的几十幅插图都是我自己根据教科书或者别的书里内容近似的图，用铅笔描下来，再修改，最后用碳素笔、硫酸纸绘的。我在书的前言中写道："恩师，著名胸外科专家安若昆教授治学严谨，以77岁高龄，不顾酷暑高温，逐字审批书稿，亲笔撰序，感人肺腑。"

　　基本定稿后，我又想到了我第一本书的责任编辑卢云先生，他已经从广西民族出版社调到北京，再次请他帮忙。他很快联系了山东科学技术出版社，让我把稿子先寄过去审核一下，看够不够出版条件，大约半年的时间，还没有消息，也不敢催人家。后来终于有一天，有了外地长途电话，说我的稿子通过了，让我去趟出版社。我就坐火车去了济南，找到出版社，工作人员告诉我去找王俊编辑。办公室的人说王老已经退休、属于返聘，经常在家里办公，我可以去他家，就在社里的宿舍，很近。找到王老师后，他把我让进家里。老人瘦高个，戴个眼镜，一副老学究的样子，给我的印象是慈祥而又严肃。我们就在他家餐厅的餐桌前坐下，他给我倒上水，并拿出一盒餐巾纸。那是我第一次用盒装的餐巾纸。他把稿子拿出来，我像个小学生似的，毕恭毕敬地听他给我讲。一打开稿子，我就傻眼了，这哪里是我写的呀，密密麻麻地布满了红色的批注和修改意见，老先生极其负责地把每一个标点符号和名词都斟酌了一番。举几个例子：名词要统一，在我的书里，有的地方写"医生"，有的地方写"大夫"，有的地方写"患者"，有的地方写"病人"，还有的地方写"病家"；有个专业名词"隆突"，另一处写的是"隆嵴"。但是，他说查了"嵴"这个字，是专指山的嵴，似乎不能用到人体，说着还搬出一本很厚的大字典，找到"嵴"字给我看。另外，在一篇参考文献中，有位作者的名字为"刘芳怪"。他说：这个名字确实有点怪，您是不是记录有误？建议我再查查看。临走王老告诉我，这一次不用全部重抄，估计人家看不懂的地方，还有需要大段修改处誊写清楚就行了，个别字词能看清楚的就不用抄了。这一下子让我省了不少事。

从王老那里回来，我就抓紧修改。那时没有电脑，更无网络查询系统，只好去图书馆查。有的东西可能是当时看书时随手记的资料卡片，原始资料都不好去找了，很是麻烦。那个"刘芳怪"，我找到了，是"刘芳桎"，当时实习学生给抄错了，真是"字经三抄，乌焉成马呀"！

最后一次去济南，出版社给我安排了免费住宿，就在社里有个小旅店，专为各地作者修改稿子备的。住了两个晚上，把全部工作都完成，签了出版合同就回来等着了。1998 年 6 月，我见到了样书。

1897 年，德国基利安医生第一次用一根硬的金属管子插进病人的气管，并成功地取出一块骨性异物，开创了人类支气管镜检查治疗的时代。没想到一个世纪后，作为胸外科的小字辈，居然也出版了一本支气管镜的小册子。又想到在写作过程中给我很大帮助的老师们，尤其是安老和责任编辑王老，他们做学问的严谨和认真，对后学的耐心提携，让我终身受益，我写了篇散文《两位老人和一本小书》来纪念这件事，发在当时的《沧州日报》上。

附：

两位老人和一本小书

像十月怀胎的婴儿伴随着母亲的阵痛来到人间，我的一本小册子终于面世了。

我是一名胸外科医生，工作中经常接触纤维支气管镜，为了纪念德国基利安医生发明支气管镜100周年，我萌发了写一本关于支气管镜的书的想法，经过几个寒暑的笔耕，终于完成了10万字的《纤维支气管镜术》一书。说实在的，以本人的学识和资历，确是冒了举鼎绝膑的危险。

带着书稿，我找到了我的老师——天津胸科医院安若昆教授，想请他提提意见并写个"序"，安老爽快地答应了。半个多月后，接到安老的回音，是一封几千字的长信，信中写道："由于目力不佳，对书稿只是走马观花地看了一遍，写了几句话，不敢说序言，可能驴唇不对马嘴，能用就凑合着用，不能用就算了。"下面密密麻麻的几页，全是安老亲自审修的意见，从标点符号、错别字到内容的疏漏，从插图的图标到参考文献的写法，甚至验证了有关数据，并亲笔添写了几个段落。序言中安老给这本书很高的评价，使我颇感汗颜。我的脑子里常常出现这样的画面：酷暑盛夏，一位年近八旬的老教授在灯下挥汗如雨，为一个名不见经传的小字辈改稿……

在前言中，我写了这样一句话："恩师，著名胸外科专家安若昆教授治学严谨，以 77 岁高龄，不顾酷暑高温，逐字审批书稿，亲笔撰序，感人肺腑。"

我一直以为我是一个很幸运的人，这次同样。书稿拿到山东科技出版社，责任编辑是位已离休的老编审——王俊老师。我怀着忐忑不安的心情见到王老师，共同的语言一下子把我们的距离拉近了，我被王老师文雅的谈吐，渊博的知识以及他那谦谦君子之风吸引住。初审下来看到被修改得面目全非的书稿，我简直不敢相信这是我写的。稿经三易，王老师，这位年近七旬的老人竟逐字逐句地读了五遍。老人对我讲：书是给别人看和学的，失之毫厘，谬以千里，一个标点符号、一个小数点的错误都可能造成严重的后果，庸医杀人哪！有这么件事儿，书中涉及一个人名"刘芳柽"，原稿写成了"刘芳怪"，几次校对都没发现，在稿子即将付印时，王老师总觉得有点不对，人名中带个"怪"字，很少见。一查，果然错了。王老师的修稿，我复印了几页，认真保存着，作为纪念，也时时提醒我：工作上要严谨，严谨，再严谨。

像一个迟早要见公婆的媳妇，书终于出版了，妍媸美丑自有读者评说。但两位老人为这本小书付出的心血，我会永远记着。

第十三章 《无水酒精的临床应用》的出版

20世纪90年代，刚到肿瘤科时，医院规模没有这么大，工作不太忙。偶尔遇到小儿血管瘤的病人，虽然不是我的胸外科专业，我仍然会给注射酒精治疗，这样做着做着病人就越来越多，有段时间，几乎每周都有这样的病人，科室里的所有护士都给我帮忙，帮我准备药品、帮我给孩子固定体位。皮肤科、口腔科也经常给我介绍病人。

东光县机械厂的一位工人，他的儿子才几岁，发现左侧太阳穴的地方有个鼓包，孩子哭闹的时候颜色会发青，在县医院做超声检查诊断血管瘤，后来去了北京，跑了几家医院，说这个地方不敢贸然手术，要先做一个血管造影，看这个肿瘤供血的来源，然后再做动脉栓塞，把那个主要的供养血管堵住，然后再手术切除，这样可以减少手术中出血，否则术中万一出血会有生命危险，让他回来准备10万块钱。这下可把一家人难坏了，10万块可不是个小数目。就在他们筹钱的时候，不知道听谁说起，我打针就能治疗血管瘤，遂找到我。我看了孩子局部的病变情况，大小有五六厘米，质地软，较深，病变向头皮的方向延伸。如果将无水酒精直接注入肿瘤最深处，万一形成血栓，脱落到颅内血管，后果不堪设想。我就琢磨了一个稳打稳扎、逐步深入的办法，先从表浅的地方做起，越表浅越安全，在表浅处形成硬结后，从另外一个角度进针，紧挨着这个硬结再行注射，像蚕食一样往深处走。这样，经过十几次的注射，病变就基本被控制了，形成的硬化部分要自行慢慢吸收。不到半年，基本上就看不到了，脸上还没有留下瘢痕，一家人高兴坏了。后来，这个孩子研究生毕业后留在上海工作，有时回家探亲还会来医院看望我。

邢台有一个4岁的孩子，发现咽部长了个像乒乓球样的血管瘤。去了北京某医院，说这种情况做不了手术，告诉家长，千万别让孩子吃硬东西，万一划破了，会出血不止而危及生命，并留下病人的联系方式，说有了更好的治疗办法再跟家长联系。一家人回到邢台后，一位好心的邻居突然从那天的《河北科技报》(1992年1月18日) 上看到我治疗血管瘤的消息，兴奋地把报纸给他，让他试试看，于是一家三口拿着报纸找我来了。当时耳鼻喉门诊在老门诊楼 (二层楼) 二楼中间偏东的位置，我们肿瘤科门诊在一楼西头。我带着孩子来到耳鼻喉门诊，仔细检查了孩子的病变，咽后壁一个约3厘米的圆形肿瘤，红色，质地软，广基地，表面张力大，像是一碰就要破的样子。可奇怪的是孩子进食、呼吸没有任何影响，是偶尔发现的。我根据肿瘤的情况判断，将药物注射到肿瘤基底部，出现水肿的话，不至于会影响孩子的呼吸，于是就给孩子做了局部注射无水酒精，注射后让他们一家在医院对面的一个旅店住下，晚上万一有什么情况随时来医院急诊，还特意跟那天值夜班的耳鼻喉科大夫交代了这事。第二天上午，家长带孩子来找我，检查局部变化不大，就嘱咐他们先回去，10天后再复诊。再次看到孩子，一张嘴检查，我们都不相信这是真的：肿瘤完全消失！几乎一点痕迹也看不到。我也没想到会有这么神奇的效果，家长更是激动得喜极而泣。后来这个病例在1993年厦门举行的首届耳鼻喉新进展研讨会上进行了交流。

无水酒精为什么能够治疗肿瘤呢？我们先看，酒精最常作为一种消毒剂，它为什么能消毒？原来酒精在一定浓度下可使细菌的蛋白质迅速脱水、凝固、变性，从而杀灭细菌。对肿瘤也是这样，酒精可使肿瘤组织迅速脱水、硬化、坏死，如果注射的浅表，就会使表面坏死、结痂、脱落；如果注射得深，就会使组织发生硬化。那么为什么注射血管瘤时不会发生大出血呢？原来，无水酒精的坏死硬化作用和效果非常强，很短时间就会造成肿瘤甚至是血管的硬化、凝固，当然不会出血了。

基于这样的原理，一些其他的肿瘤性的疾病理论上也可以用注射无水酒精来治疗。事实上也是这样，20世纪80年代初，日本学者江原正明等创用超声引导经皮肝瘤内注射无水酒精治疗肝癌，取得令人鼓舞的效果，现在已经是临床上常用的一种重要方法了。还有一些囊肿性的疾病，比如肾囊肿，可以将囊内液体抽出后，注入无水酒精，使囊壁的内面迅速蛋白质脱水、硬化、粘连，从而不再产生液体，达到治疗的目的。当时记得有一个熟人患肾囊肿，要手术治疗，我请刘芝瑞副院长重新做了超声检查，问他能不能试着用无水酒精注射治疗，他表示以前知道这种办法，但没有试过。我跟他讲了我治疗小儿血管瘤的经验，并把有关治疗肾囊肿的资料拿给他看，他最后同意试试看，便让我准备药品等。下午就给病人在超声引导下做了囊液抽吸和酒精注入。术后这个病人恢复得很好，避免了一次外科手术，病人和家属都非常满意。

后来我根据有关资料和自己的体会，扩大了治疗范围，相继治疗了寻常疣、淋巴管瘤、鸡眼、腋臭等疾病。比如我的一位同学患腋臭多年，曾做过一次手术，效果不理想，后来我给做了注射治疗，效果非常好。1993年，我还写了一篇综述《无水酒精作为硬化剂的临床应用》发表在《河北医药》杂志上。也是在那个时候，我又开始了疯狂查资料、抄笔记、爬格子，我把这些临床应用分为作为硬化剂的用途、作为非硬化剂的用途。其中作为硬化剂治疗的疾病又分为：1.出血性疾病，如消化道出血、肿瘤破裂出血、外科手术中出血；2.肿瘤性疾病，如肝癌、颅内肿瘤、胃肠息肉、甲状腺瘤、皮肤肿瘤等；3.囊肿性疾病，如肝囊肿、肾囊肿、腱鞘囊肿、囊状淋巴管瘤等；4.疼痛性疾病，如三叉神经痛、鸡眼、跟骨骨刺等；5.其他，如直肠脱垂，腋臭，面肌痉挛等。到1995年上半年，一本12万字的《无水酒精的临床应用》就完成了。朋友卢云先生在新闻出版署的一份出版快讯上发了一篇消

学而时习三十年

056

息"一本医学专著寻婆家"，很快济南出版社的编辑魏厚谨先生联系我，但当时要征订一定数量，否则出版社赔钱是不会干的。于是，这本书一放就是3年，后来在同事们的帮助下，于1999年在济南出版社正式出版。我在书的前言中写道："无水酒精注射法，操作简单、易学、费用低，病人容易接受，具有法简效宏的特点，应用起来得心应手，有时会柳暗花明又一村。因而有志于这一课题，投身笔耕，在百花丛中采酿加工，稍尽绵薄，抒千虑一得之见，以求抛砖引玉。"

第十四章　胸腔镜活检技术的尝试

1995 年的一天，东光县一位同行给我打电话，说他父亲因为憋气咳嗽，诊断为左侧胸腔积液，胸腔穿刺抽出胸水呈血性，常规化验不能确诊，几次胸水查肿瘤细胞都是阴性。听说有个胸腔镜技术，问我沧州能不能做胸腔镜检查，当时我就回答他：来吧，可以做。

那时我们医院还没有胸腔镜，怎么就敢答应他呢？

其实，在这之前我已经做了充分准备。1995 年初，我在北京参加了一个学术会，当时学术会不像现在这么多，讲课专家也都是国内知名的一些专家教授，了解到一些上级医院开始探索腔镜外科，当时有个通俗的名称叫"钥匙孔外科"，也叫"锁眼外科"，意思是切口小得像个钥匙孔似的。我就跟医务科做了汇报，建议医院关注这个动向，赵汪冰副科长听后嘱我做个幻灯片在院里讲一讲，那时的幻灯片是用135 胶卷拍照后，把底片嵌在一张硬质卡上，讲课时一张一张地放映。具体不知道怎么操作，就请教血液科李大均主任。李主任告诉我先在电脑上把讲课内容做好幻灯片，再用相机拍照，并帮我从报社请了一位搞摄影的老师帮忙，胶卷也不是普通的胶卷，是反转胶卷。沧州还没有卖的，询问解放军总医院韩东一教授，他说："我送你一卷吧。"那是我第一次在中心医院这么大范围讲课，还算比较成功。我还把讲课的内容整理成了一篇科普文章，发表在《河北科技报》上，这是我最早关注微创外科。后来在一些杂志上陆续读到微创外科的文章，尤其是读王国本教授的《肺部疾病活检技术》，受益最大。王教授是美国霍普金斯大学医学院华裔专家，是经支气管镜针吸活检（TBNA）的开创者。书中介绍：硬质胸腔镜早在 20 世纪 40 年代就广泛应用于临床，主要是结核外科，用于粘连带的切断以及人工气胸，硬质胸腔镜的具体操作、注意事项、并发症等都交代得一清二楚，而且还介绍了国际上不同医院采用不同的内镜代替胸腔镜的应用状况（比如有的采用膀胱镜、食管镜、硬质支气管镜等）。那段时间，简直是手不释卷，有些章节不知道读了多少遍。根据他的介绍，我找了耳鼻喉科的硬质食管镜，并熟悉了镜子的操作，认为自己完全可以尝试着做硬质胸腔镜下的胸膜活检了，正在跃跃欲试的时候，恰好有这样一位病人，我当然满口答应了。

当时我分析，这个手术有几点是值得注意的。一是局麻状态下切口，也就是造成了人工气胸，操作过程中会不会出现纵隔摆动、继而影响呼吸。查阅资料，苏联有作者指出：人类可以保全生命的胸壁开口的大小应在 5 厘米 × 10 厘米以下，在胸壁的破口不大于气管横截面积时，出入胸壁开口的空气量少于呼吸量，两侧胸膜腔之间的压力差并不明显，不会造成纵隔摆动，因此开放性气胸是安全的。当时也有一些医生尝试用纤维支气管镜代替胸腔镜进行胸膜活检，对术中和术后呼吸及循环功能的检测发现，术中血气饱和度、心率、血压以及胸腔内压力变化并不大。而且，我们平时局麻下做胸腔闭式引流手术，就是一个开放气胸的状态，操作时的要点就是左手持一块纱布堵住切口，这样就把开放性气胸变成闭合性气胸，在往胸腔置入管子的时候，尽量缩短时间，不会有危险。二是手术过程中，会不会出现病人呼吸困难或急促而影响操作。这要求手术医生操作要轻柔，镜身随着病人呼吸而不断调整，在手术过程中，不断地安慰病人，叮嘱病人适当做深呼吸的动作，以配合操作。自己有局麻下做气管镜检查和治疗的经验，如果病人术前能安静平卧，完成这样的操作是没有问题的。三是活检会不会造成胸膜出血。查阅资料显示，单纯胸膜活检不会造成不可控制的出血。即使有少量出血，也会自行停止。当然，钳取活检要稳、准、快，为此，我也特意准备了为耳鼻喉做镜下凝血的微波仪，如果有少量出血，可以镜下烧灼止血。

手术是在耳鼻喉科病房做的，他们病房里有一间小手术室，可以做些局麻的小手术，相当于自己的门诊手术室。我请赵丽华护士长帮我准备好物品，手术由我具体操作（手术费由赵护士长收取归耳鼻喉科，所

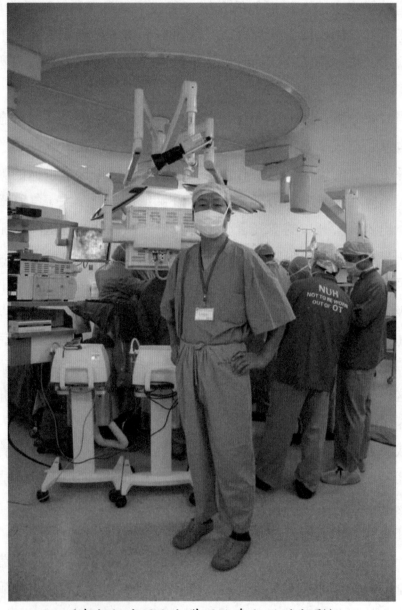

（在新加坡国立大学医院参加活动留影）

以他们也愿意。那时就开始有科室经济核算的意识了）。一般病人平卧就行，患侧消毒、铺无菌巾，局部麻醉，切开皮肤皮下约 1~2 厘米，依次进入胸腔。这时候，术者左手持一块纱布堵住切口，免得胸水大量快速涌出，造成病人咳嗽和呼吸困难，右手持硬质食管镜深入进胸膜腔，往往会有胸水流出，可以缓慢地放出。在食管镜的侧壁上有一伴行的孔道，可放入光源，调整光源亮度，眼睛直接通过食管镜的一端进行观察。这例患者在后胸壁的壁层胸膜上很明显地散布着一些粟粒结节，白色，随即做了钳夹活检。然后安放胸腔闭式引流管，手术结束。术后病理回报：转移性腺癌。首例成功后，我非常高兴，当时《沧州日报》还给发了一篇豆腐块，称这是沧州首例经胸腔镜胸膜活检术。于是我又跟高敬华主任汇报，我们俩把整个手术的流程重新捋了一遍，从病人适应症的选择、术前准备、手术物品的准备、手术步骤、每个步骤应注意的事项等，一一做了分析记录，算是自己的一个总结。

　　以后的时间里，又有一些原因不明的胸水的病例，包括高主任的病例，高主任给我做助手，我们在耳鼻喉科手术室进行活检，均获得了成功。到 1997 年底，共完成了 16 例胸膜活检的手术，论文发表在 1999 年的《中级医刊》杂志上。我的体会是，年轻医生要多看书，在理论做保障的前提下，敢于实践。记得当时超声引导下肺穿刺活检，是一位付姓女患者，右上肺癌，胸部 CT 显示肿靠近胸壁。我拿着片子找到超声科吕文会大夫，她表示愿意试试。我们利用休息时间做的，时间是 1996 年 8 月 13 日，那是沧州第一例超声引导下肺穿刺活检，有关手术操作的一些细节和要点，我都做了记录。第一例 X 线引导下肺穿刺活检也是我跟放射科曹旭升大夫做的。

第十五章　通过硬质胸腔镜取肺内异物

有了硬质食管镜代替胸腔镜去胸膜活检成功的经验，对局麻下如何去观察胸膜腔以及局麻下肺的呼吸状态便有了更清楚的认识，于是就想，这种办法还能为自己的临床做哪些工作？能扩展一下应用范围吗？

恰在这时，1997 年夏天收治了这样一个病人：女性，50 岁，农民，右侧胸痛入院。病人述说活动时出现右侧胸痛，用手摸能找到一个明显的痛点，于是去乡医院就诊，透视发现右侧胸腔内有一针状金属物。病人回忆起，前几天在炕上做棉被时曾发现少了一根针，也没有感觉扎着自己，当时没在意，不知道怎么会跑到体内去了。接着为病人拍了正侧位 X 线胸片，发现缝衣针已经完全进到胸腔内，也就是说，如果在局麻下切开皮肤、皮下组织，在肋间肌肉层是找不到针的。只有全身麻醉，切开胸腔，才能找到这个异物。当时的开胸手术，要切一个长约 30 厘米的切口，还要切除一根肋骨，才能进入胸腔，即使那时我们已经开展腋下的弧形（或 L 形）切口，也要 10 厘米，这是一个典型的大切口小手术。

我就琢磨，能不能手术创伤再小一点呢？我的局麻胸腔镜技术可以发挥一下吗？于是我带着病人去做了透视，发现随着病人的呼吸，那个缝衣针上下活动，但是针的尾端总在来回蹭着层胸膜，甚至有些嵌顿，也就是说，针尾还有一点露在肺的外面。天哪，这真是个令人兴奋的发现！如果我进入一个胸腔镜，是应该能够看到针的尾端，而一旦看到针尾，这个手术也就结束了。

回到病房我又仔细研究，镜子从哪个角度进去，病人摆放什么体位最合适，需要哪些器械物品，如果手术不成功，会不会给病人造成严重的后果。研究发现一个镜子不能解决问题，因为硬质食管镜是一个截面呈椭圆形的金属管子，横断面长不到 2 厘米、宽 1 厘米，像大拇指粗细，在这样一个孔里，既要观察胸内情况，又要做操作，必要时还得伸进去一把器械固定一下肺，是不可能的。如果用两套镜子呢，从不同的角度进镜，这两根镜子都聚焦到缝衣针这个位置，这时候，需要助手伸进血管钳帮忙把肺固定一下，因为是自主呼吸状态，肺是活动的，会影响操作。术者通过镜孔寻找到针，再伸进血管钳夹住针尾，就可以把针拔出来了。根据上面的思路，我画了一个草图，把病人的体位、进胸腔镜的两个孔的位置都做了标记，将所需要的器械一一列出来，就去找器械了。赵丽华护士长看了后说：所有物品我都给你打包消毒好，但有一个问题，您要两个食管镜，可是我只有一套光源，术者这儿有光源，能看到胸内的情况，助手那儿还是看不到哇！眼看临近的成功要泡汤，那可怎么办呢？怎么能够让助手也能看见，帮我一下呢？所谓精诚所至金石为开，嘴里念叨着"异物，异物"，突然想到平时我们取金属异物不是在放射科 X 线透视下取嘛，必要时透一下，不就能看到金属异物了吗？于是我又跑到放射科，平时人缘好，关键时候就起作用，放射科的弟兄们笑着说："没问题，老孔想开展新东西，我们支持！"

于是，我拿着全部手术计划，包括我的草图、所需物品表，找到老主任李瑞青。李瑞青主任早年毕业于河北医科大学，后下放来到沧州，是沧州地区肿瘤外科的开创者、放疗专业的开创者。先生治学非常严谨，提携后学不遗余力。跟李主任汇报后，她思考了一番，又问了我几个问题，然后说："你的计划是可行的。"我当时就说："主任，您跟我一块儿做这个手术行吗？"主任当即说："好哇，你准备好物品，跟放射科定好时间告诉我。"

手术在周末进行，因为平时放射科工作忙，不能腾出专门时间。

李瑞青主任也放弃周末休息时间来医院帮我，按照术前的计划，我们摆放病人体位，消毒，铺单，麻醉，切口，近镜观察。同时间断地透视一下，以帮助尽快定位。这样，大约用了一个小时的时间，连肉眼观察带透视定位，最后把缝衣针找到，取出来。观察一下没有出血，就安放胸腔引流管，病人回到病房。

整个手术过程还算顺利。我体会到，年轻大夫要有闯劲儿，敢为天下先，跟在师父后面学是必要的，但是在学的基础上要有所发挥才行。当然这不是蛮干，要基于扎实的基本功、完备的计划，要考虑到不成功或者失败，会给病人带来什么严重的后果。从理论到实践去推算，没有问题了，才去做。另外还要取得大家的帮助。像这一个手术，得有手术器械的准备、手术助手、放射科的支持等。事前的计划是非常重要的，孔子的大弟子颜回不是说过"一言而有益于智，莫如预"吗？多年后，我看到一本书，介绍我国某国家级的大医院，其中有一病例就是用硬质胸腔镜取了一个胸腔异物，跟我这个极其相似，称是世界首例，时间比我晚了好几年。说这个，意思不是说咱比人家强，而是说我们当时的理念和意识还是比较超前的。

第十六章 从自发性食管破裂的病例说起

1996 年的一个周末，接到朋友的电话说：有个亲戚在老家县医院看病，后来转到天津某大医院，诊断是肺癌晚期，说没有治疗价值了，让回家。这不正好路过沧州，知道我们是好朋友，想请你再给看一看。病人到医院后，由担架抬着进了病房。我仔细观察病人：50 岁左右的男性，精神差，处于谵妄状态。我仔细为他做了体格检查：体温 38.7℃，浅表淋巴结未触及，左胸呼吸音低，上腹正中可见手术瘢痕。自带外院胸片：左胸中等量积液，可见液平面。

我又详细询问了病史：病人在半个月前出现腹痛、腹胀、呕吐，即到当地医院就诊，既往 10 年前腹部外伤脾切除史。考虑粘连性肠梗阻，给予剖腹探查，腹腔探查未见明显粘连，阑尾有充血水肿，遂行阑尾切除。术后给予抗感染治疗，病人腹痛症状不好转，伴发烧：呼吸困难，电解质紊乱。做胸片检查：左侧液气胸。考虑胸膜炎，不除外胸部肿瘤，建议到上级医院就诊。病人来到天津某医院，考虑肺癌有胸膜转移，胸腔积液，建议回当地治疗。

我又问："整个得病过程就半个月吗？"

答："是。"

再追问："半个月前病人是什么状态？"

答："半月前还能下地干活呢。"

再问："半月前跟普通人一样，没有任何不舒服的感觉？"

答："是的，跟壮小伙子一样。"

问："那么，得病的那天发生过什么事情吗？如有过外伤，生气，喝酒了，在家歇着，下地干活。"

答："上午干活。中午喝酒了，喝酒后就睡着了。傍晚吐了一次。

晚上就去的医院。"

问："从发现胸腔有积液,有医生给你抽一下积液看看吗?"

答："没有。"

思考：一个 50 岁的壮"小伙子",突然就癌症晚期了,就电解质紊乱了,竟出现谵妄说胡话,这过程也太快了。腹腔经过探查没什么问题,胸腔是怎么回事呢? 胸水是炎症,肿瘤,其他?

征得家属同意,我拿出一个 5ml 注射器,用普鲁卡因给病人局部麻醉,做了穿刺,抽出的褐色液体,似消化液。我明白了,酒后呕吐造成的食管破裂。随即我们抬着病人去放射科,为病人做了上消化道造影检查：见造影剂于食管下段外溢左侧胸腔。至此,所有谜团都解开了。后来我们为这个病人做了空肠造瘘,待一般情况改善后,即做了开胸探查,脓胸清理、食管破裂修补、胸腔引流。食管破裂口一期没能都愈合,充分引流后愈合。最后痊愈出院。

自发性食管破裂是一个少见病,基层医院首诊考虑不到,有情可原,但是反映出我们接待病人时病史询问不仔细、查体不够认真。

说起询问病史,想起我做实习医生时,在泌尿外科管过一个前列腺增生的病人,当时是洪声涛教授带我实习。教授查房,我汇报病历。我们知道前列腺增生的病人有个特点就是夜尿多,我看病历说病人尿频尿急。洪教授打断我：每天尿几次? 夜尿几次? 白天几次? 我回答：小便次数多,数不过来。

洪教授拉着我就去了病房,见到病人。

问："老李,你小便次数多吗?"

病人回答："多呀!"

问："每天尿多少次呀?"

答："尿多少次? 那可数不过来!"

我心里沾沾自喜,你看,病人是说数不过来吧?

洪教授又问："你白天次数多,还是晚上次数多?"

答:"晚上多。"

问:"那么一晚上有 20 次吗?"

答:"没有,没有,没那么多。"

问:"有 15 次吗?"

答:"没有。"

问:"有 5 次吗?"

答:"有! 5 次可多。"

问:"有 10 次吗?"

答:"差不多,多的时候得 10 来次。"

问:"白天比晚上少,那有 5 次吗?"

答:"有。"

问:"5~10 次之间,有七八次?"

答:"嗯,差不多。"

洪教授转身问我:"一天十七八次,你怎么数不过来呢?"

我无言以对……原来病史得这样采集呀! 说老实话,泌尿外科实习那一个月,很多经历都忘了,就这么一点,却记了一辈子。

再说体格检查。有一天我背着包等电梯下班,一个病人家属跟我说:"主任,我们是您给做的手术,最近复发了,胸疼得厉害,来院几天了,不见好,抽空得请您看看。"我立即问:"住多少床? 咱们看看去。"跟着家属来到病人床前。病人住楼道加床。床是矮的,类似于行军床。我把包放到床底下,蹲下身子,仔细问了病人疼痛发生的时间、特点、部位,都做了什么检查。接下来给病人做体检。当我撩起病人衣服的一刹那,我明白了。我放下病人衣服,去找主管大夫:"加床那个病人是怎么回事呀?"回答我:"两年前患左肺癌,做了左肺下叶切除。一周前出现患侧胸疼,胸部 CT 显示左侧有胸膜肥厚,考虑转移。准备给病人做胸膜穿刺,取活检,明确诊断后放化疗。"于是我请主管大夫再去检查一下病人,是什么部位疼痛。不一会儿回来告诉我:

"主任，是带状疱疹。我当时没给病人做体检，光看CT片子了。"

还有一次，一个病人托熟人找到我，说："十几年前曾在外地做过肺叶切除，当时医生告诉说是良性的，具体是什么也没记住。最近感冒后发烧咳嗽，来医院检查，大夫说是转移了，给我们开了个条子，让去做放疗。"我问："不是良性的吗?"病人回答："是啊，我跟大夫说了，大夫不相信，说我们不懂。"我看过病人的CT片子，右肺门处一团块影，肺门结构不清，肺野内正常，右肺下叶阙如，确像纵隔淋巴结转移。我对病人说："您先别着急，我想再给你做一个增强CT看看，一些细节会更清楚些。"病人高兴地说："行! 行! 行!"

转天我拿到增强CT的片子，看后跟病人说："您没事! 回家，该干吗干吗去。"那是上一次手术后造成的肺血管有点扭曲。病人是一个50多岁的壮汉，一米九的大个子，在门诊室对我放声大哭："谢谢大夫! 我上有老下有小，不能转移! 谢谢你救我一命，也是救了我们全家呀!"

看! 我们的大夫现在连体格检查都略了，一叶障目不见泰山。看了片子，就连病史也不相信了，两豆塞耳不闻雷霆。

第十七章　食管癌 Ivor-Lewis 手术的开展

　　食管的手术始于 20 世纪初，1913 年有人报道胸部中段食管切除成功，食管上断端从颈部切口拉出做食管造瘘，腹部则做一个胃造瘘，两个造瘘口之间用一根胶管连接，从口进食，经过胶管到胃。对于下段食管癌，则将其上断端从后背引出并造瘘，再经胶管连接到腹部的胃造接口。到 1938 年才有胸内食管胃吻合成功的报道。1940 年，我国吴英恺先生首次切除食管癌成功。到 20 世纪 50 年代，国内最大的一组病例，北京协和医院切除 152 例食管贲门癌，那时基本是左侧开胸手术。但是在 1955 年，陈兆月、李灏分别在《中华外科杂志》撰文《右侧胸腹联合切口联合操作法切除食管癌》《食管癌的外科治疗——经右胸手术方法和经验介绍》。在后来的发展中，左开胸一直占主导地位，几十年没有什么变化，右胸入路的手术方法逐渐被人们遗忘了。

　　如果肿瘤位置比较高，在胸内无法吻合，就要将吻合口做到颈部，通常也是左侧开胸加左颈部切口，完成吻合。也有所谓"三切口"手术，先右胸游离食管，再平卧位，上腹正中切口加左颈部切口，将胃从腹腔提至左颈部做吻合。但这不是一个主流术式，因为三切口的手术创伤比较大，要求病人体质好，而且以前经济条件差，人们保健意识不高，食管癌发现时往往到了中晚期，一经诊断，就没有机会做手术了。左开胸的食管癌手术，优点是只有一个切口，手术中不用更换体位，一个切口即可完成食管切除、胃游离、食管和胃的吻合。以我自己做外科医生的体会来看，其缺点也是显而易见的：1.由于食管在胸段比较偏右，左胸内有条主动脉挡着食管，因此，在左胸游出食管，切除食管肿瘤是比较困难的。2.有胸腔内切开肌游离胃，有的地方不是在直视下操作，有一定的风险和难度，而且腹腔淋巴结的清扫也存在一定困难。3.对于食管中段的肿瘤、要在主动脉弓上做吻合口，这里有一个关键的步骤——"过弓"，就是把一段食管连同肿瘤，从主动脉弓下面钻到弓上，在年轻医生看来，这是一个危险的且难度较大的动作。记得那时，只有老主任才能做这样的手术，由于手术视野暴露不好，年轻大夫看都看不到，更别说能体会一下了。有时，上级大夫完成"过弓"后，会让我们年轻大夫进去手摸一下，便感觉"幸福"得不得了了。4.主动脉弓到胸顶的最高点，这个空间很狭小，在这个狭小的空间内完成食管和胃的吻合，是非常困难的，即使后来有了吻合器，操作起来难度也是很大。因此，那时候食管癌切除主动脉弓上吻合，是胸外科的一个制高点，对很多人来说有种高不可攀的感觉。

这种状况一直持续着，直到2002年以前的文献，国内很少有人提及右胸加上腹两切口的食管癌根治术（即所谓的 Ivor-Lewis 手术，为纪念1946年最早开展这一手术的作者而命名）。2003年以后，开始有人重提这种手术，主要在南方几个大的医疗中心。当时我看了它们的报道，认为这种手术能很好地解决左开胸遇到的问题，就想尝试看看，究竟有没有好处。当时我和白传明大夫一个组，我们俩开始研究别人的文章，制订手术计划、步骤，做了几例后，感觉：1.Ivor-Lewis 法是右侧开胸的，可以很好地暴露所需要的视野。我们常常将奇静脉弓切断，这样整个食管床就完全暴露出来了，给切除和清扫提供了极大的方便，并且将此区域清扫干净，可以极好地控制转移率。当然，那时候还没有"清扫喉返神经旁淋巴结"的概念。2.腹腔的游离是通过上腹正中切口进行的，通过打开腹腔能更好地游离胃组织，减少胃网膜右血管和胃右血管被伤害的可能性。更重要的是清扫腹腔淋巴结变得非常方便，可以彻底地清扫贲门、胃小弯侧、胃左动脉、肝总动脉、腹腔肝周围淋巴结。3经右胸手术避免了膈肌切开，术后的呼吸功能得到了保护，又没有经左胸手术时胸腔胃对主动脉弓和心脏功能的压迫影响，所以

Ivor-Lewis 法较传统左胸于术，术后血流动力学指标平稳，避免了心肺负荷过重引起的功能衰竭。4.左胸手术时，吻合口正好在主动脉弓下方，或者正搭在主动脉弓上，大血管的搏动随时刺激吻合口，因而吻合口瘘的发生率高。右开胸手术则避免了这一点。

开展这个术式，当时遇到的主要困难是腹部的游离。胸腔外科医生对腹控的解剖不如普通外科医生熟悉，难点一是腹腔淋巴结的清扫，二是胃短血管的结扎。因为胃底和脾之间的胃短血管的位置很高，很深，稍有不慎就会损伤到脾，造成出血。如果遇到个肥胖的病人就更加困难了。那时，还没有肝脏拉钩，也就是我们现在所说的腹腔深部拉钩，上腹部尤其是食管裂孔、脾门等暴露很困难。我们就经常观摩普外科的手术，跟张秋学、刘汝海主任等学习了不少手术技巧。当时手术例数不是很多，经验的积累比较慢，大家尤其是年轻大夫对这种术式有抵触情绪。记得到了 2006 年初，戴国光医生刚调来我们科室的时候，曾对我说过：主任，这种右开胸的术，咱们没有腹腔拉钩，真是没法做，不行咱再改回左开胸吧，那样做轻车熟路。

2005 年 8 月，我去武汉参加一个学术活动。先坐车到石家庄，在石家庄转乘卧铺，坐一夜的火车。当时我跟河北医大第四医院胸外科何明教授（现在是河北省抗癌协会食管癌专业委员会的主任委员）挨着铺，我俩几乎聊了一个通宵，话题扯到食管的手术，我跟他讲了我们开展的右开胸入路，讲了我自己的体会。他对此很感兴趣，就手术的方法、优缺点、手术难度等，展开了充分的讨论。他说："我们刚刚跟放疗科合作的一项研究发表，就是观察食管癌术后复发或转移的规律，发现很多都是右上纵膈首先出现淋巴结转移。你们这种方法，理论上可以很好地解决这个问题，应该坚持做下去，观察一下实际效果。"

回来以后，对这种办法我更有信心了。经过一段时间的磨合，大家开始熟悉了这种操作。

后来，在 2010 年的时候，国际上流行的管状胃的技术开始传入我国，一些大的医疗单位开始使用和推广该技术，像北京大学肿瘤医院陈克能教授、上海谭黎杰教授等，管状胃正好解决了我右开胸手术术后胸腔胃比较大的问题。那时食管癌手术后给病人拍胸片，往往会看到一个很大的胸腔胃，有时甚至占据整个胸腔，一是影响病人呼吸，影响心脏功能；二是容易增加反流、造成病人咳嗽和烧心等症状，严重困扰着病人和外科医生。管状胃可以解决这个问题，而左开胸手术是很难做管状胃的，我们的右开胸入路歪打正着地适合了管状胃的技术。所以，管状胃技术的应用，在国内我们也是比较早的。记得当时还让年轻大夫专门记录术后病人胃食管反流的情况，比起以前的大的胸腔胃，确实能减轻病人反流，减轻烧心反酸症状。

再后来，胸腔镜技术在胸外科普遍应用，也用到了食管外科，而胸腔镜食管癌切除的手术步骤就是右开胸食管癌手术的腔镜化，手术路数是一样的。我们有了右开胸食管手术的基础，再开展胸腔镜食管手术，简直就是水到渠成，所以，我们很快就在省内第一个开展了食管的胸腔镜手术。也有人对我们的做法持不同意见，甚至背后说坏话：一个切口能解决的，为什么要多给病人开一刀？什么管状胃，无非让病人多花钱，多用几个一次性的钉仓吧。我们也不去争辩，我想根本就不用搭理这种人，因为他们没有像我这样经过周密的研究分析，充分比较这两种手术的优缺点。孔子说过"人不知而不愠，不亦君子乎"，别人不理解我也没必要去生气，认准的事就要踏踏实实地去做，用事实去说话。

几年过去了，如今右开胸的 Ivor-Lewis 手术以及管状胃的制作，已经成为食管癌手术的标准术式，列进了手术规范，那些反对我们的人也回过头来跟我们请教。

当然，创新和坚持不是蛮干和固执。举一个例子，就在我们开展右开胸食管癌手术时，我看到国内有人采用胸腔入路，不开腹，经过食管裂游离胃，将胃提至胸腔和食管吻合，这样，病人就少了一个腹部切口。当时我很感兴趣，便很快尝试着做了三例，后来果断放弃了，理由很简单：1.腹腔不能够探查；腹腔内的淋巴结没办法清扫。2.不安全，万一腹腔出血，只能重新选择开腹探查止血。这种术式如昙花一现，很快被淘汰了，现在已经没有人这样去做。

第十八章　经胃镜切除食管平滑肌瘤

2012年9月，内窥镜室刘科霞主任找到我，说在内境界正在推广着一种新的手术方法，就是在胃镜下剥除食管肌层的肿瘤，除了高清的内镜外，还需要一些诸如内镜下的超刀、电刀，抓钳、缝合夹等。她说这些器械都有了，但是迟迟不敢开展，怕手术出现意外没法收场，得有胸外科保驾才行。希望我们能一块了解这个术式，以便能尽快开展工作。并说：上海中山医院是国际上这个手术做得最好的。刘科霞主任和她们科杨胜艳护士长已经在那儿参观近一个月了，希望我们可以去观摩一下。

2012年9月18日，戴国光医生去了上海，我因为工作原因，晚去了一天。有意思的是，那天买票时买错了，到上海已经下午了，再打车去中山医院，来到内镜中心，人家食管镜手术已经结束了，仅观摩了几台结肠镜下套扎息肉的手术。

这项技术开展得最好的是周平红教授，他是国际知名消化内镜微创治疗专家。首创内镜黏膜下挖除术（ESE）和全层切除术（EFR）治疗消化道疾病，在国内率先成功开展POEM微创手术治疗贲门失弛缓症（CA），当时完成的手术量在世界上是最多的，有很多国外患者慕名来找周教授手术。我们找到周教授的研究生，请她给我们看了几段手术视频，之前刘科霞主任买了几本这方面的书籍，戴国光医生也买了几本书。我们就回来了，因为有胸腔镜手术的基础，我跟刘科主任说，这个活我们能做。不久就有两位食管黏膜下平滑肌瘤的病人住院，在征得病人同意后，2012年11月12日，我们在麻醉一科手术室，为这两位病人分别施行了经胃镜的黏膜下剥除手术。这个手术要在全麻下进行，如果剥除不成功或者造成食管壁的穿孔、出血，我们可以及时中转胸腔镜手术。这两例手术非常成功，这给我们树立了很大信心。刘科霞主任有长期内窥镜工作的经验，一条软镜子用得得心应手；内镜下的一些操作手法，我跟戴国光医生则比较熟练；加上杨胜艳护士长给我们准备器械和必要的东西，做上台护士，手术进行得很顺利。到 2013 年 8 月，我们已经积累了十几例的经验。恰逢华北地区胸心血管外科年会于 2013 年 8 月 17 日在内蒙古呼和浩特市举行，我就在会上介绍了我们的经验。看到我们的手术视频，大家都感到惊奇。为什么呢？有两个方面的原因，第一个是我们一个地市级医院能早早地开展这项工作，很不容易，要知道，当时华北地区还没有几家医院能做这个手术。第二个原因，通常这个工作是由内镜科医生完成的，多是内科医生，我们一个胸外科怎么去做了内镜科的工作？我就把开展这个工作的前因后果跟大家做了说明。

当时河北省四院胸外科刘俊峰教授在场，他说："你带着这个课件，

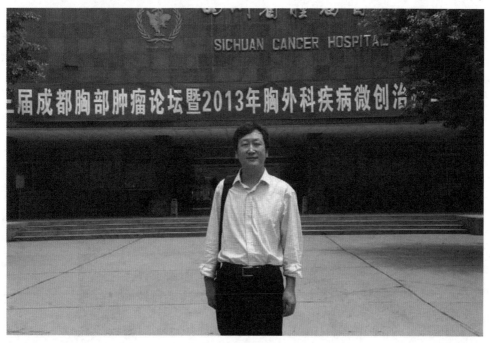

（2013 年在成都参加学术活动留影）

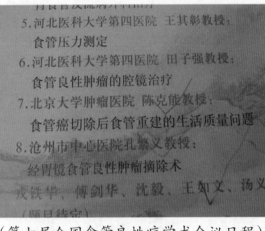

5. 河北医科大学第四医院 王其彰教授：
   食管压力测定
6. 河北医科大学第四医院 田子强教授：
   食管良性肿瘤的腔镜治疗
7. 北京大学肿瘤医院 陈克能教授：
   食管癌切除后食管重建的生活质量问题
8. 沧州市中心医院孔繁义教授：
   经胃镜食管良性肿瘤摘除术

戎铁华、傅剑华、沈毅、王如文、汤义……
（题目待定）

（第七届全国食管良性病学术会议日程）

下个月跟我去烟台，在全国食管病会议上再讲一遍。"刘俊峰教授是我们河北省胸外科的主任委员，当时正在筹备全国食管良性病会议。

2013 年 9 月 7 日，由中华医学会胸心血管外科学分会食管疾病学组，中华胸心血管外科杂志、食管外科电子杂志主办的"第七届全国食管良性病学术会议暨第四届全国食管外科并发症防治研讨会"在烟台召开。来自全国各地的近百名胸外科同道参会。会上，我又把我们这一工作跟大家做了汇报。

后来，这一术式在内镜中心普遍开展，我们医院也专门派出人员学习。

再后来我们就把这一工作交由内镜中心去做，他们做了大量工作，目前手术已经非常成熟。7 年来，只有一例中转了手术（2014 年 12 月 10 日为 25 岁男性病人马某实施胃镜下食管平滑肌瘤切除，术后发生食管瘘，经我们再次胸腔镜手术修补愈合）。

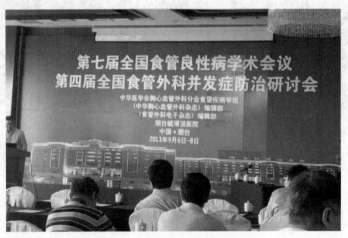

（第七届全国食管良性病学术会议会场）

第十九章　开展胸腔镜手术的日子

从 2007 年开展胸腔镜手术，到现在 10 多年了，其间的曲折、酸甜苦辣，现在看来，成了一个人、一个团队的宝贵财富。

2007 年之前，我们科室已经开展了胸部小切口微创手术，比如，我手头有一张 2005 年 11 月的《沧州日报》，当时有一篇报道《5 厘米切口能切肺》。那时胸腔镜手术国内只有少数几家医院开展，手术限于肺大泡切除、胸膜活检等，我们也尝试着做一些简单的手术，那时主要是辅助一个小切口，镜子主要是起照明作用。2007 年 2—7 月，戴国光医生在国内开展胸腔镜手术最好的北京大学人民医院胸外科进修学习，学习回来后，我们也只是做一些大泡手术、简单的楔形切除等。

那时还没有专用的手术器械，怎么办？不能等，也不能靠，没有条件创造条件也要上，先干起来再说。比如现在手术都离不了的金属吸引器头，没有怎么办？我在东光县城关镇医院找到一个以前使用过的旧吸引器头，又在手术室仓库找到一个合适的手柄，在市区经四路一家做铝合金门窗的小店，花了 20 块钱，请人家给焊接好，能凑合用。那时没有切口保护器，没法往胸腔倒水冲洗。市场上卖的漏斗大部分是塑料的，消毒不方便；要不就是白铁片的，一消毒就会生锈。我们转遍了市区的商场、超市，也没有遇到不锈钢漏斗。宋翔医生在淘宝上逛了好多天，终于买到一个德国进口的不锈钢漏斗。没有烫镜子用的保温杯，我就把家里的一个不锈钢保温杯贡献出来。没有推结器，我起初跟宋翔就用小纱布卷成一个花生米状，用钳子夹好，利用纱布花生米的粗糙面，来推丝线，防止丝线滑脱。后来的推结器也是我跟宋翔医生用骨科的克氏针磨成的，那时没有标本袋，手术切下来的标本取不出来，我就设计了一个取标本的装置：在西环原卫生学校大门北侧的一家油丝绳店里，花3块钱买了一段细油丝绳，将油丝绳的两头并在一起，用钢丝将两头缠起一段来，这样就形成前边一个环，后边一个长柄，像个球拍子形状；再将手套缝在油丝绳的圈边上，这个"球拍子"的柄部穿进一个5厘米的戳卡里。用的时候，将这个"球拍子"连同缝上的手套塞进胸腔，将标本放入手套，"球拍子"的长柄从戳卡里穿出来，在体外一拽，手套的边缘就会像荷包一样收紧，然后取出。现在想起来，是那么粗糙可笑。

　　就是用那些简易的器械，我们开展了一些胸外科简单的手术，直到后来做了肺叶切除。2009年是我们开展手术比较多的一年，当时吴桥县医院部广明医生还来我们科室参观学习了一段时间。但是那时手术时间长，一个肺叶切除要三四个小时，镜子也不是高清的，还经常出毛病，显示屏一会儿花，一会儿暗，手术时看得时间长了，眼睛都花了。记得有一次，我做一例肺叶切除，宋翔医生给我做扶镜手，手术下来，他立马瘫倒在手术室的墙根底下，说："主任，我崩溃了，要吐了。"还有一次，我手术做到夜里10点多。由于镜子不清晰，手术再不熟练，精神真的崩溃了，手术下来，我委屈得都要哭了，也不管时间早晚了，抄起手机拨通了温秀玲院长的电话，跟她诉苦。她一边安慰我，一边说正在布置调查手术设备和器械的问题，必须保证专家们使用时得心应手。那时，医院胸腔镜少，大家都争着用胸腔镜，只能排队做，很长一段时间，我们手术经常做到半夜，因此我也就有了一个全院都知道的外号"孔半夜"；泌尿外科的刘胜主任更惨，他经常做到后半夜，因此外号叫"刘凌晨"。那时候，像着了魔一样，满脑子是胸镜。白天手术是胸腔镜；下班回家吃饭时也想着胸腔镜；坐在沙发上，眼瞅着电视，心里想的还是胸腔镜；钻进被窝，闭上眼，就把肺叶切除的流程在脑子里过一遍，迷迷糊糊地睡着了，会做梦梦到胸腔镜；天明一睁眼，脑子里又出现了胸腔镜。现在回想起来，从开放手术到胸腔镜手术，改变的是一个外科医生的理念——整个的思路、操作习惯都发生了一个根本的改变。对于医生来讲，它不是开放手术技术的延续和发展，而是根本的变革，无异于要经过一番脱胎换骨的变化。其实，当时我们并不知道，我们是在做一项省内少有人做的工作，很多方面是开了河北省胸外科的先河。

2010年，是我们开展胸腔镜走向成熟的一年。我找到一份当时的"胸外科工作简报"，里边有这样一段记载："今年（2010）胸外科一个技术亮点就是胸腔镜技术的成熟开展。截至年底，完成胸腔镜手术157例，其中，完全胸腔镜下肺叶切除69例。此项技术居省内领先水平，成为沧州地区唯一能独立开展胸腔镜肺叶切除的专业科。另外，今年在省内率先开展了局麻胸腔镜技术是省内唯一开展此项技术的科。"

那时，我们科室形成一个共识，就是要把胸腔镜技术在全市推广。因为中心医院是全市的龙头，胸外科是全市胸外科专业的龙头，我们的胸怀应该更宽一些，眼界应该更高一些，格局应该更大一些，我们必须帮助县级医院的同道也树立镜微创的理念，让沧州地区的胸外科水平在全省领先，我们才算龙头老大哥的样子。这样，2010年1月开始，我们就走进县级医院外科，巡讲"胸腔镜的临床应用"。第一次是1月24日，去黄骅市医院，收到很好的效果，3月我们又去了南皮县医院……到今天，我们可以自豪地说：沧州地区所有县级医院几乎都开展胸腔镜手术，几乎都是在我们的帮助下开展起来的。目前，沧州地区的整体胸腔镜技术水平在全省处于领先地位。

那段时间，几乎每个周末都跑到各地参观学习和开会，跟各地专家交流。北京、天津、上海、广州、武汉、福州、长沙、南京……都留下了我们学习的足迹。至今我还保存着2010年7月6日去上海胸科医院参加肺叶切除学习班的日程表，还有当时胡定中教授颁发的结业证书。当时胡教授演示了三台手术，一例右肺上叶切除；一例右肺中下叶切除；一例经左胸入路做的胸腺瘤切除。还记得手术室器械护士杨艳芳跟我开玩笑:"主任,你一到周末就出去学习,回来一周就把学到的东西消化掉了,然后再出去学。"

2010年5月12日,为张姓病人实施胸腔镜加腹腔镜食管癌切除,颈部吻合(三切口),开河北食管外科腔镜治疗之先河。2011年3月20日,华西医大王允教授来沧州帮助开展胸腔镜加腹腔镜食管癌切除,食管胃颈部吻合手术,我们这项工作才算正式有规模地开展起来。据我的手术日志记载,仅2011年4月就做了4例。

2010年9月11日,在沧州市金狮国际大酒店,我们举办了市区及各县市外科主任和骨干医生参加的"VATS(胸腔镜外科)学术沙龙"活动,有50余人参加会议。北京著名胸外科专家李辉教授、天津市人民医院赵辉教授、天津市肿瘤医院尤健教授等参加会议并做了演讲。这是沧州地区第一次胸部微创外科的学术交流活动。

2011年5月13日至15日,在金狮大酒店召开了河北胸部微创外科学术研讨会。这是河北省第二次举办全省范围的胸部微创技术交流,全省各地代表近百人参会。在这次会议上,我们的工作让各地同道眼前一亮,他们说没想到沧州市中心院的胸部微创能做得这么好,已经领跑全省了。紧接着,我就应邀去邯郸、邢台、廊坊各地做手术演示。这次会议对全省的胸部微创外科的开展起了积极的推动作用。

2011年9月,我去广州何健行教授处参加"亚太胸腔镜肺叶切除大会演,来自中国、日本、韩国、新加坡、美国等地的专家学者演示了手术。会上还举办了全国第一次的手术视频比赛。我带着自己的一个肺叶切除的手术视频参加了比赛,获得"超级圣手"奖。

手头找不到具体病例资料,不知道第一例手术是什么时间了。当时胸部外伤、肋骨骨折的病人比较多,我们通常采用后外侧切口接骨板固定的方法。当时我们就想,能不能把胸腔镜微创技术引进来,可是要在肋骨表面放置接骨板并固定,肯定要做局部切开,我们就设计了一种方法:胸腔镜先探查胸腔,把出血、肺破裂等处理完毕,内外结合探查清楚具体肋骨骨折的部位、骨折线的数目，再从体表皮肤切开至肋骨表面、放置接骨板固定，这样，一个小切口就能解决相邻三根肋骨的骨折固定。这种办法试用后收到很好的微创效果。在省内不同的会议上我曾经介绍过这种方法。在江苏常州召开的一次学术会上，我也曾做了介绍，并播放了我的手术视频；会议上，谭黎杰教授系统讲了他全腔镜食管癌手术的流程。2011 年 9 月 16 日，由中华医学会创伤学分会主办的"第八届全国创伤学术会议"在石家庄举行。这会议由河北省三院承办，省三院胸外科主任杨金良教授曾嘱我投稿，在会议上我又介绍了我们的做法。国内同行看了我的手术视频，提出不少问题，我都一一做了解答。后来任明明医生还做了课题研究，发表在《中华创伤杂志》上。

2011 年，我得知上海新华医院李国庆教授将国际上漏斗胸 NUSS 手术做了改进，效果非常好，而且更简单、更安全，就想去学学。联系上李教授，正好他们有一个全国推广的项目，李教授可以免费去各地帮助手术，每个地区有名额。这是个好消息，我就留心漏斗胸的病人，恰好有个男孩李某某，明确诊断为漏斗胸，我把 CT 片子发给李教授，他认为可以手术。2012 年 1 月 14 日，李教授来沧州为我们做了第一例也是河北省第一例胸腔镜辅助的改良漏斗胸矫治手术（病人李娃，男，15 岁）。后来我们自己就做了起来，再后来省内其他单位，比如三院杨金良教授、省胸科医院李建行教授等都陆续开展了这一手术。

2015 年的一天，我偶尔看到 2015 年 2 月 10 日的《中国医学论坛报》的一篇文章，报道了广州军区总医院胸外科乔贵宾教授，率先完成华南地区首例剑突下入路的前纵膈肿瘤切除手术。当时我很感兴趣，因为之前也曾设想过这个入路，只是灵光一现，并没有深究下去，现在看到有人成功了，就想试一试。我仔细研读了这篇仅有二三百字的报道，发现跟之前我的设想不谋而合，从几个方面论证，技术上是可以完成的，而且手术可进可退，万一不成功，可以立即更改到传统的手术方案。于是2015年3月27日我们就按照这种方法，完成了华北地区第一例剑突下入路前纵膈胸腺瘤切除。2015年8月29日，在承德召开的河北省胸心血管外科年会上，我做了"胸腔镜剑突下入路全胸腺切除"的学术报告，引起轰动。后来我应邀去河北省二院、承德医学院附属医院、衡水市二院等单位演示手术。到目前为止，我们已经完成了300多例手术，是华北地区例数最多的。河北省二院张合林教授对这个手术很感兴趣，我们交流颇多，后来他连续组织了多次河北省的剑突下入路的学术会，每次会议都邀请我参加并授课，这些活动极大地推广了这一术式在全省范围内的应用。后来，我认识了这个术式的发明者西安唐都医院的周勇安教授，在不同的学术会议上，我们也多次交流，也有幸观摩过他的手术，发现我这"纸上得来"的跟他实际操作流程是一样的。

目前非插管自主呼吸麻醉已应用在胸腔镜下肺段切除术、肺叶切除术、肺减容术等较大的胸科手术，并取得令人满意的结果。早在2011年，我在广州何建行教授处就聆听过台湾陈晋兴教授关于这项工作的报告，真正开展起来却是在2019年。这项技术主要是麻醉手段的革新，在麻醉学界也是一个新的课题，而且大家认识尚不统一。麻醉科张彬副主任有志于这一课题，查阅了大量的资料，认为就目前的技术来看，我们完全有能力完成这一工作。经过跟麻醉科单世强主任商量，我们决定先从简单做起。2019年8月16日，由张彬医生主麻，我们开展了第一例手术——为一个小伙子做了"自主呼吸胸腔镜下肺大泡切除"。在华北地区率先开展这项工作的是保定李鹤飞教授。2019年9月5日，我科派戴国光医生，还有麻醉科张彬副主任、聂宇医生去保定河大附院参观了李鹤飞教授的手术。回来后张彬医生信心满满，我们也就紧锣密鼓地开展起来。到了2019年11月，恰好广州何建行教授组织学习班，国内外不少同行参加。我们又派戴国光医生、宋翔医生、任明明医生，麻醉科张彬医生、郑孟良医生于2019年11月

17—20 日参加了这个学习班。2019 年 11 月 30 日，我们主办了"首届自主呼吸胸腔镜手术技术学习班"，来自廊坊、衡水及本地各县市的十几人参加了学习。学习班上我们演示了一例左肺上叶肺癌根治性切除，手术结束后在病房的展示教室授课。截至 2020 年 4 月 17 日完成了 50 例手术，张彬医生还发了朋友圈以示纪念。2020 年 6 月 29 日，我院进行了全国范围的手术直播。那天我们演示了 6 台自主呼吸胸腔镜手术，全国有 6000 多人在线观摩。此举得到了广州何建行院长的赞扬，我们医院领导对这场直播活动也高度重视。这是我们医院首次进行的全国直播，也是"E 起爱胸外"平台第一次为一个地市级医院进行手术直播。2020 年 8 月 15 日，我院举办了"第二届自主呼吸胸腔镜手术技术学习班"，这天正好是我院开展这项工作一周年纪念日，刚好完成 100 例手术，手术例数在华北地区领先。

2017 年 3 月 18 日，宋翔医生在太原举办的"2017 第四届菁英杯全国胸外科优秀青年医师手术技术大赛暨华北晋冀蒙 2017 年度菁英赛"中获得第一名。

2017 年 6 月 3 日，宋翔医生在北京举办的"北中国赛区 2017 年度菁英杯胸外科优秀青年医师手术技术大赛"获得胸腔镜肺重建组第一名。

2017 年 10 月 20 日，宋翔医生在成都举办的"第四届菁英杯全国胸外科优秀青年医师手术技术大赛"，全国总决赛中，获得胸腔镜重建组第三名。

2018 年 11 月 10 日（北京），宋翔医生参加全国肺癌 MDT 专委会主办的第一届"胸怀伊术杯"手术视频大赛全国总决赛中，获得亚军。

2019 年 4 月 26 日，任明明医生在"第六届菁英杯胸外科医师手术技术大赛华北晋冀蒙赛区"获得"腔镜肺叶组"亚军。

有几个特殊手术的完成，均是沧州市乃至河北省的首例，记录下来，供后来者参考：

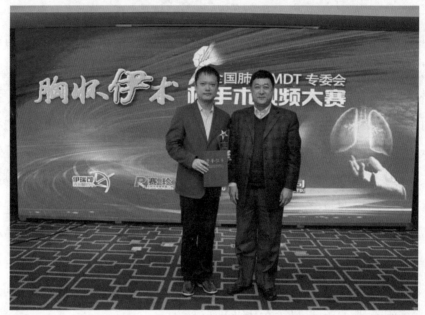

2018 年 11 月 10 日，宋翔副主任在"胸怀伊术杯"手术视频大赛全国总决赛中，获得亚军。与刘俊峰教授合影。

2005 年 11 月 4 日，完成首例气管支架。病人是一肺鳞癌侵犯气管的男性。（完成者：孔繁义、宋翔、刘慧生）

2009 年 1 月，完成首例全镜下肺癌根治术。

2009 年 3 月，完成首例胸腔镜下全胸腺切除治疗重症肌无力。

2010 年 7 月 29 日，我和戴国光医生去天津人民医院观摩赵辉主任的局麻胸腔镜(软镜)胸膜活检。2010 年 10 月 22 日，便为两位病人(马某，魏某)做了局麻下电子胸腔镜胸膜活检。后来这项工作得以顺利开展，仅 2010 年 11 月就做了 5 例。

2010 年 11 月 3 日，为一位 11 个月大的寇姓小孩儿做了腹腔镜下先天性膈修补。

2011 年 6 月，完成首例全腔镜下支气管袖式切除。

2011 年 8 月 28 口，北京二炮总医院吴继敏教授来沧州帮助完成第一例腹腔镜下食管裂孔疝修补。

2012 年 3 月 29 日，上海谭黎杰教授来沧州指导我们完成首例腔镜下食管贲门肌层切开治疗贲门失弛缓症。

2013 年 3 月，完成首例经右侧胸腔入路，切开前纵膈双侧肺大泡切除。

2013 年 7 月，完成首例胸腔镜下交感神经切断治疗手汗症。患者冯某，女性。

2014 年 1 月 9 日，为史姓患者（男，61 岁）施行体外循环下气管肿瘤切除。这是河北省第一例体外循环下气管肿瘤切除手术，后来又开展过几例，任明明医生曾在《中华胸心血管外科杂志》上发表过论文。

2014 年 7 月，完成首例全腔镜下全肺切除。

2015 年 1 月，完成首例胸腔镜下膈膨升矫正手术。

2014 年 11 月 17 月，为一双侧气胸病人（陈某），施行了剑突下

微创技术痛苦小
五厘米小口能切肺

本报讯　（刘丽娜　王晨）在中心医院胸外科胸外科病房，来自我市二中的学生晓杰指着自己的手术疤痕对笔者说："真没想到，只切了这么一个小口，以前听说这种手术要开胸，而且要去掉一根肋骨，半边身子都要撬开，可把我吓坏了。"

晓杰因为患自发性气胸，反复发作，近日来到中心医院胸外科接受了微创治疗。胸外科主任医师孔繁义告诉笔者，传统的开胸手术标准切口为 30 厘米，而这次微创手术创口只有 5 厘米，而且因为刀口在腋下，是纵行的，当上衣下落时，几乎看不见疤痕。这种手术更重要的是手术过程对病人生理功能的影响小，由于胸部肌肉损伤少，且不用切除肋骨，病人上肢活动不受限制，手术当天便能下地，一周后就恢复出院了。

2005 年 11 月 25 日《沧州日报》

气管被压瘪　命悬一线
支架撑开它　妙手回春

最近的一天上午，市中心医院心胸外科副主任孔繁义刚来到手术台就被叫到了急诊室，有一危重病人正在抢救，病人吸着氧气，满头大汗，脸色灰青，衣服已被汗水浸透，急促而明显艰难地喘息着，脉压露出极度的惊恐。

听到喘息声，孔医生马上意识到这是一位大气道急性梗阻的病人。他果断地决定：先行气管插管，让抢救暂越过堵塞部位，解决通气问题。接下来急诊会诊电话通知的麻醉科医生也火速赶到了：静脉动注射麻醉药、气管插管、呼吸机通气……病人的呼吸渐渐平稳、面色出现红润、心跳恢复正常。但接下来的问题却棘手得很，由于梗阻的部位位于气管中下段，气管切开无济于事。行纵隔气管造口术能解决问题，而且，可供保留的正常气道太短了，随后的气管镜检查证实了梗阻的原因，但已无手术机会，怎么办？放射介入治疗科的刘慧生医生请来了会诊室，他仔细研究了病人的资料后，认为可以通过局部放置支架来解决问题，但急性大气道梗阻的病人，放置过程中可能会突然窒息死亡，而且当时医院也没有规格合适的支架，经过和呼吸联系，通过高速到达，气管支架当天就被送到了。他们决定走改为给病人实施介入治疗。

在介入导管室，孔繁义、刘慧生、宋某……所有的眼睛都盯住发炎光除，当导丝通过气管狭窄，支架顺利导引达到预定位置，大家屏住呼吸。在静脉注射防止水肿的药物后，孔医生迅速推出气管插管，几乎同时，刘慧生医生将气管支架放置开，支架准确地被释放在合适的部位！病人狭窄的气管被撑开了，又恢复了顺畅的呼吸……

王晨　刘丽娜

2006 年 2 月 10 日《沧州日报》

切口分别进入两侧胸腔，双侧肺大泡切除。

2015 年 3 月 4 日，在为一食管裂孔疝病人（徐某，女性）行腹腔镜疝修补手术时，经剑突下的一孔（挡肝脏用）切除右肺上叶结核结节成功。

2015 年 8 月 5 日，首例为一邢姓男性病人，做了单利胸腔镜肺叶切除。

2017 年 2 月 17 日，完成省内首例全胸腔镜下右肺上叶及隆突切除，右中间干支气管与左主支气管，气管重建隆突。病人为 48 岁女性，右肺上叶鳞癌，侵及隆突。

2017 年 6 月 15 日，为 40 岁男性患者完成隆突切除重建。患者为隆突部位的腺样囊性癌。

2018 年 5 月 3 日，为沧县一名 16 岁的史姓男孩，经剑突下入路，切除了一个重 7.7 千克的巨大胸腺脂肪瘤。

2018 年 5 月 30 日，为一左肺上叶肺癌病人行左侧胸腔镜肺叶切除。术中切开前纵隔，将胸腔镜伸进右侧胸腔，同时做了右肺中叶部

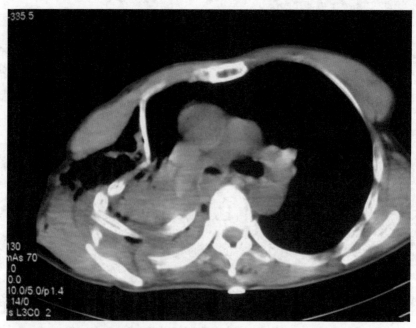

（一胸部外伤病人，右侧多发肋骨骨折血气胸）

分切除(右肺中叶8厘米腺癌)。该视频在一次省学术会上播放后，被赞"世界首例"。

2018年8月15日，为一张姓病人（男，59岁，距门齿30厘米食管鳞状细胞癌），做了腹镜加颈部切口纵膈镜全食管切除，食管胃颈部吻合，该病例为华北地区首例。

2019年11月21日，为一赵姓病人（男，55岁，衡水人，右上肺鳞癌）做了右全肺切除，上腔静脉置换，为沧州首例。

第三篇　医林刍言

第二十章　怀念恩师安若昆教授

经郑春降医生介绍，我 1993 年 10 月至 1994 年 10 月在天津胸科医院胸外科进修学习。当时科室行政主任是王嵩教授，副主任是赵福元教授。安老虽已退居二线，但是每天还去病房工作，每周三上午主持全科的病例讨论，平时有什么问题我们也经常去他办公室讨教。在那里学习的一年时间以及后来安老对我莫大的帮助和支持，让我没齿不忘，可以说安老是我胸外科专业的第一位导师，是我的引路人。

说起安老的学术成就，不得不说一下天津的天和医院。天和医院的官方网页上介绍："天和医院诞生于 1942 年的太平洋战争的硝烟中。当年，北京协和医院一批著名的爱国专家张纪正、柯应、邓家栋、朱宪彝等人来到天津，创建了天和医院，寓'天津的协和'之意。它集国内外医学之精粹，培养了一批又一批的医学人才，造就了安若昆、陈佩璋、王今达、孔令震等一大批医学专家，挽救了无数患者的生命。"其中，张纪正先生于 1937 年赴美深造，1940 年回国，任协和医学院外科主任，1941 年成功完成了亚洲首例左全肺切除，成为中国医学史上第一位切除左全肺获得成功的医生，被誉为"亚洲第一刀"。安老 1947 年于北京大学医学院医疗系毕业后即来到天津天和医院，跟随张纪正先生从事胸外科工作。1955 年报道了国内第一例胸腺切除；1974 年首先在天津市开展胸骨正中劈开切口下行胸腺瘤和全胸腺切除术治疗重症肌无力；1978 年成功地进行天津市第一例气管肿瘤切除术，并于 1992 年获国家科技成果奖和国务院专家津贴。

安老最早给我的印象是严肃、严谨，对学问一丝不苟，对下属要求严厉。那时，每周三上午安老主持病例讨论查房，我们年轻大夫要提前准备好病历、胸片，把病史了解详细，不敢有半点马虎，将资料摆放好，再把教鞭放在观片灯下面。安老有一根手指粗细、长约1米的木棍教鞭，讲解时不停地指点着胸片。很多大夫把办公室整理好后，还要把平时喝水用的水杯偷偷藏起来，开始我还有些纳闷儿，后来上级大夫告诉我："安老不能容忍大夫大白天坐在办公室喝茶，实在没事的时候也要出现在病房，跟病人在一起，即便聊聊天也好，那才是个好大夫，所以我们的水杯子都是偷放的，怕他看见。"另外，夏天不许我们穿露脚指头的凉鞋，不许光着脚，不许穿短裤出现在工作场所。多年来，老师的教导我一直谨记着，到现在我也是要求我们科室年轻人着装要整齐。安老讲课会给我们带来很多书本上学不到的东西，因此，周三会有外院的大夫前来听课，观摩查房。安老对外院的同行都非常客气，以礼待之，对自己的下属却近乎苛刻。有一次讨论病历的过程中，安老一回头，发现赵福元主任走神了，在歪着头看桌子上的一张旧报纸，猛然间那根大教鞭头朝赵主任打来。赵主任一个激灵站立起来，像做错事的孩子一样，低着头，一动不敢动。挨着安老一顿教训，从业务的发展、技术的提高到做人的道理，一会儿声色俱厉，一会儿循循善诱，足足有半个多小时。最后朝赵主任说："今天原谅你一次，再出现这种情况，门口罚站！行，你坐下吧！"赵主任朝安老鞠了一躬，小心翼翼地坐下，接着进行下面的讨论。其实，赵主任平时对我们年轻大夫要求也是特别严格，考你知识时不容得半点含混，我们都有点怵他。我记得那个时候我每跟着做一台手术，回来后就自己写一个体会，这台手术的重点和难点在哪里，书上是怎么说的，老师是怎么处理的，哪儿最容易出问题，特别值得注意的地方是什么，我一一记下来。有时候请安老给指点一下，有时候请赵主任看，每逢这时，赵主任都要把我的笔记拿回去，仔细看，然后密密麻麻地写下旁注，交给我时再给我讲一遍。如今赵主任已经作古了，我的笔记本还完整保留着，每当看到它就想起老师们对我的教诲。

有一次讨论一个肺癌的病例，所有的胸片在观片灯上按照时间顺序一一排开，安老手拿大教鞭指指点点地讲了肿瘤的情况，然后问了一句："这人得过脑血管意外吗？"主管大夫回答："没有，平时身体挺好的。"安老"哦"了一声就过去了。等讨论结束，我去病房仔细询问病人，病人果然说以前是得过脑血栓，不过恢复得很好，身体没有什么影响，可以正常工作，就没跟大夫说。我百思不得其解，安老没见到病人，主管大夫都没有得到的病史，他怎么知道？于是赶紧跟安老请教。安老笑了，说："真的得过脑血管意外呀！我是这样推断的，从那些片子看，时间上跨越了好几年，但是每一张片子都有一个特点，就是左前斜位。我们的胸片是怎么拍的？病人直立，怀抱胶片，X线从后面射出来，穿过人体，投照到胶片上。如果病人一次站立不正，左边靠前了一点，就出来左前斜的片子了。但不能好几年了，每次都站不正吧！而且都是左边往前靠一点。我想，病人可能得过脑血管意外，两侧肢体的力量不一样，才造成这种情况。"听了安老的解释，我恍然大悟。现在回想起来，那时没有CT，仅仅凭借胸部X线片子，要把每个细节都吃透，是何等不易呀！

一个病人因为进食梗阻入院，术前上消化道造影检查提示食管中段平滑肌肿瘤压迫食管；食管镜检查提示食管黏膜正常，诊断食管平滑肌瘤，拟行手术。术前讨论时安老认为这个诊断有问题，建议做一个主动脉的造影，同时做上消化道造影。结果出来，果真不是平滑肌瘤，是降主动脉迂曲挤压食管，造成一个假象。安老说："以前遇到过这样的病例，当作食管半滑肌瘤给做手术了，术中发现是主动脉迂曲挤压的。这个病人，从胸片上看降主动脉有迂曲，迂曲最严重的地方跟消化道造影的狭窄的地方正好吻合，而病人又有高血压动脉硬化的病史，所以要排除这种可能。"他的一个经验之谈让病人免除了一次开胸手术。

还有一次，一个外伤的病人，胸片显示左侧膈肌异常地升高，胃泡的位置也几乎到了心脏的水平，放射科考虑是外伤性膈痛。正常胸腔和腹腔是分开的，中间隔着肾肌，俗称横膈膜。所谓外伤性膈疝，就是外部原因造成膈肌破裂，腹腔的器官通过这个膈肌的破口跑到了胸腔里，普通胸片和上消化道造影检查都不能确诊。从片子上看更像膈疝，可是病人的症状比较轻。安老看了片子，叮嘱主管大夫："您给病人做一个人工气腹，往腹腔注入 200 毫升气体，然后拍一个立位的胸腹部的片子。"片子出来后，看到腹腔最上边有下游离气体。很清楚，不是膈疝，是先天性膈膨升。如果是膈疝的话，气体往上头跑，它会通过膈肌的破口进入到胸腔，形成气胸了。啊！这么简单的一个操作，就解决了一个临床疑难问题。我当时就记下了。若干年后，有一次遇到一个同样的病人，在门诊当作膈疝入院，准备手术。我看了病人的情况，叮嘱宋翔大夫给病人做一个人工气腹，然后拍片。大家起初莫名其妙，等片子出来，恍然大悟，是先天性膈疝，随即让病人出院回家了。

　　我进修结束几年以后，有一次值夜班来了一个胸部外伤的病人，两侧胸腔积液。我为病人做了胸腔穿刺，抽出来一种从来没有见过的液体，不是普通的淡红色的渗液，为白色，像乳糜，但不是乳糜，有一些闪闪发光的晶片样的东西。病人的一般情况很好，不是急性外伤的状态。我抽了一小瓶放好，转天下夜班休息，坐着火车就去天津了。找到安老，安老笑了，说："这是假性乳糜胸，见于陈旧性结核的病人，不过现在很少见了。"说着把科室的大夫喊过来，给我们讲假性乳糜胸的发生机理、这种胸水的特点、如何诊断。真性乳糜液加乙醚摇荡后因脂肪析出而变清澈，假性乳糜加乙醚摇荡不能变清澈。另外，肉眼或镜下可见析光性强的胆固醇结晶或大量退行性细胞，不含脂肪球及乳糜微粒，胆固醇含量可高达 2.5 克 / 升。记得我回来后给病人做了胸水的胆固醇含量检测，发现不高，很是疑惑，琢磨好久才发现，我们实验室的结果是毫克 / 毫升，要换算一下才行。参加工作 30 年了，就

学而时习三十年

碰到过这么一个病例，如果当时不较真，一疏忽就过去了。再后来，我每一次学术上的突破都是在安老亲自指导下完成的。

进修回来后我每年春节都会携太太去给安老拜年，师母会给我们盛上亲自做的酸梅汤。师母周秦玉是著名儿科专家，在新生儿水、电解质代谢的研究和"小儿体液疗法"上居国内领先水平，曾获得卫生部的嘉奖，并获得全国医药卫生科学大会奖。安老是农历五月二十五的生日，在他八十华诞那年，医院本来想隆重地给他过个生日，但他说什么也不肯。晚上，赵福元主任定了一家酒店，有王恩桐副院长、赵福元主任夫妇、王学勤主任夫妇参加，吃了顿便饭。那天我携太太

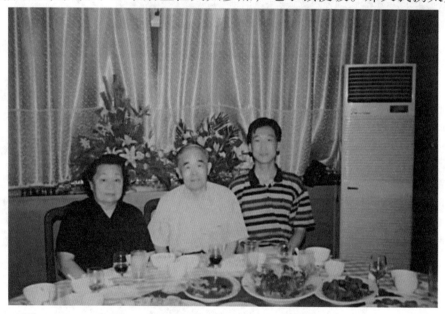

2000 年 6 月 26 日，安若昆教授八十华诞，作者与安老夫妇合影

也去了，带了鲜花，还有我定制的一个金箔画的摆件——画面是齐白石的寿桃，上面还刻了我写的两句话，其中一句"金刚手法誉杏林"，赞美老师高超的手术技巧。那个画就摆在安老家的客厅，后来我去他家，他还指给我看。

再后来安老去了美国的女儿家，以 93 岁高龄客逝他乡，我失去了一位专业老师，也是我人生的导师。

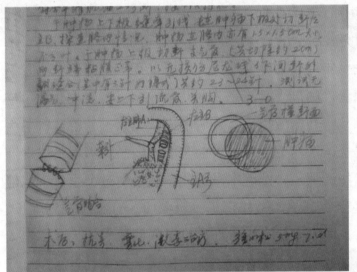

第二十一章　与张效公教授交往二三事

1998 年夏天的时候，有个贲门癌的病人需要做手术。那时的贲门癌手术都是开放性的左胸手术，病人家属有个意愿，想请一位北京专家帮助手术。正好我去北京，就到了解放军总医院，找到我的老师耳鼻喉科王荣光教授。王教授带我去了胸外科，那天医生办公室正好张效公教授在，于是我就跟张教授汇报了病人的基本情况，约了手术时间。因为是第一次来沧州，他对我们手术室设备条件等不太了解，是带着张连斌大夫一块来的。20 年后我再跟张连斌大夫聊天时，他对此次来沧州还记忆犹新。

那次手术给我的印象是非常干净利索，一点不拖泥带水。我做二助帮忙拉钩剪线。他们两个人配合非常熟练，动作衔接得很好，而且很轻巧，整个手术过程几乎没有把手伸进胸腔操作，而是用器械交替牵拉、钳夹、切开、缝扎。手术从容不迫，没有多余的动作，最后算下来，整个手术的时间也短。手术后我把这些特点讲给同事们听，心想着以后有什么问题要多跟张教授请教学习。

1998 年底，有一个癌痛手术，我又请张教授来指导。他说："我对你们医院的手术室以及你们的工作有了一定了解，你们平时做得都很不错，这次我就一个人去了，您给我做助手。"而且还给我带来了他的著作《胸外科主治医生 300 问》，扉页上谦虚地写着"供孔医生批判"。这本书是北京医科大学、中国协和医科大学联合出版社出版的"现代主治医生提高丛书"其中的一本，因为那个年代胸外科的参考书不多，就有《食管外科学》《肺外科学》《胸心血管外科手术图谱》那么几本屈指可数的。专门针对主治医生的书更没有了，所以他这本书虽然是以问答形式写的，看似简单，其实有一定理论高度和实践的深度，对于主治医生确实非常有帮助，当时简直成了胸外科大医生的案头必备书籍，在广大中青年医生中反响非常大。后来这本书再版时内容更充实更丰富，书名也改成《胸外科主治医生500问》。

之后的几年里，张教授来沧州次数比较多，我们几个年轻医生每次都能有不小收获。有时我会把阅读他的著作的疑问记下来，等见面时请教，他也愿意跟我们讨论。平时有什么疑难病人我也会介绍去北京找他，有时病人挂不上号，他都会给加号，会诊完后还会给我写个便条。比如，我保存着一张2001年9月4日他写给我的便条"孔医生你好：病人某某某同志的诊断不明，有些方面与胃镜、上消及CT的表现不符合，能否在我院进一步检查，请您考虑。"大凡专注学问的人，在某些方面就会不太在意，一般人看来个性较强，曾经有朋友告诉我张教授比较严肃，不好接近。但张教授对我特别和蔼，也能包容我的错误。记得有一位糖尿病并贲门癌的女性病人，手术后出现了切口感染，我请教他有关治疗的一些问题，他立即跟我到病人床前，亲自看病人，给病人换药，回来后也毫不客气地指出我在治疗上的一些缺陷。有时候他也会跟我们开个玩笑，看到他像个孩子似的笑起来，我们也感到很开心。记得有一次我去解放军总医院找他，谈完事后就到中午了，他就请我到他们的专家食堂吃饭，饭后带我到他家里玩。2003年的时候，他跟我说："我看你专业基础不错，也善于写东西，我正在编一本《食管贲门外科学》，是北京医科大学、中国协和医科大学约的稿，分给你一些章节，你有兴趣吗？"我一听这事，解放军总医院的全国著名的大专家组织编写，在国家级出版社出版的专著，能让我一个地市级医院的小大夫参加编写，简直是求之不得呀！他先让我写了一章交给他审阅，之后约我见面，拿出我的稿子，上面密密麻麻地做了修改，然后就跟我说为什么要修改，这种学术专著的基本格式应该怎么写，从标点符号到参考文献都一一交代清楚。后面的几个章节我都尽量地用一种风格去完成。2014年下半年书就定稿了，2005年1月正式出版。还有800元的稿费，我说不要，张教授坚持要给我。

2005年7月，张教授再次约我参加编写《肺外科学》，他说我有了上次成功的经验，如果时间允许可以多分配给我几章。最后他给了我七章内容，分别是第二十一章《动脉栓塞与慢性肺梗塞》；第二十四章《肺化脓症》；第二十七章《中叶综合征》；第三十章《肺真菌病》；第三十二章《肺上沟瘤》；第三十五章《支气管镜检查在胸外科的应用》；第四十二章《肺移植》要我九个月完稿。我接到任务后就紧锣密鼓地准备资料并着手写，这次共写了十几万字，于2006年3月交稿，后来又做了两次修改。稿子送到北京医科大学、中国协和医科大学出版社，但最终出版未果，我猜想是当时胸腔镜技术已经开始在一些大医院开展，那本书还是传统开放外科的理念，如若修改则等于全部推倒重来。书虽然没有出版，但是这个过程对我来说极其重要，是我难得的一次学习经历。

第二十二章　转益多师是我师

清朝有个大诗人名叫袁枚，他聪明好学，还经常随时随地向一些普通民众学习，采撷老百姓的方言口语，并运用到自己的作品中。

有一年冬天，梅花怒放，袁枚来到花园赏梅，心里琢磨一首赞颂梅花的诗。恰巧有一个挑着粪桶的下人兴冲冲地路过，并向袁枚报喜说："老爷，园子东边有一棵梅树，开一身花了!"袁枚就过去看，果然一棵梅树的枝条上绽出了许多淡黄色花蕊，风姿绰约，非常漂亮。于是，袁枚想起刚才那个下人说的"一身花"这三个字，酝酿出咏梅的诗句："月映竹成千'个'字，霜高梅小一身花。"杜甫说过"别裁伪体亲风雅，转益多师是汝师"，意思是对待前人的诗歌要鉴别裁定，加以取舍。对于"伪体"即假门假事的诗歌要在"鉴别"的基础上有所"裁定、删减"，而《诗经》中《国风》与《小雅》所体现的真诚自然的现实主义传统则要发扬光大。至于"转益多师是汝师。"具体地说，就是把同一个问题向不同的良师益友，甚至诤友提出，以收"综听则明"之效。

孔子说"三人行必有我师"，在我们胸外科展示教室里悬挂着一些专家学者的简介和照片，都是这些年对我们科室学术建设有过直接帮助的老师。除了我本书中单独列章记述的，还有更多的不能忘记的那些一生之师、一事之师，一字之师。

河北省胸外科学界的几位老师对我们的业务发展倾注了很大心血。像老一辈的平育敏教授，淡泊名利、甘为人梯，她非常注重培养年轻大夫。有一次，一个病人慕名挂号去找平老，一直等到中午。平老仔细看了病人的检查结果，认为诊断明确，有手术指征，得知病人来自沧州，就跟病人说："您没有必要大老远地跑到石家庄来住院，您就去沧州找孔大夫，他业务很好，手术比我们都强，他完全能够处理好，您放心！"病人很感激，后来找到我，跟我叙述了看病的经过，让我越发感激平老师提携后学的情怀。食管破裂是胸外科的急症，也是一个比较少见的病症。其误诊率很高，初次就诊时往往被误诊为胸膜、急腹症等其他急症，等诊断明确再转到胸外科时，往往错过了最佳手术时机，因此死亡率很高。1996年3月，宋玉忱老师教我们做了第一例的自发食管破裂的修补。那是一位45岁的男性病人，酒后呕吐造成食管破裂，病人就诊比较晚，在其他科室就诊时间长，到我们科后病人体质很差，加之没有全静脉营养的药物等，宋主任确定了一期行空肠造瘘，待病人营养状态改善后，二期行开胸清理，胸膜纤维板剥脱的手术方案。那是我们第一例成功的病例。从那时起，我又陆续遇到不少食管破裂病人，都能化险为夷。孟宪利老师曾是我的带教老师，后来做省肿瘤医院的胸外科主任，在我从事胸外科专业后，有什么疑难问题，孟老师总是有求必应。记得我第一次举办沧州市的一个胸外科学术会，就是孟老师亲自到场并作了学术报告。刘俊峰老师是河北医大四院胸外科主任、河北省胸外科的学术带头人，又是我们医院的客座教授。大到科室的学术建设和人才梯队培养，小到一个具体的疾病诊治，刘俊峰老师都倾注了大量的心血。比如，我们科宋翔副主任参加全国胸外科手术大赛，从视频的制作到发言的服装等，他都一一嘱咐到。那次比赛宋翔副主任得了全国第三名的好成绩，刘老师又要我在河北省胸外科的微信群里发了一段话，给全省的年轻医生鼓劲。我们食管良性病的治疗，比如食管裂孔疝的微创手术，颇多得益于刘老师教诲。在我们举办的燕赵胸外科论坛上，刘老师还亲自做手术演示。

北京大学人民医院王俊院士是中国胸部微创手术的开拓者和奠基人、中国肺癌微创综合诊疗体系及"王氏技术"的创立者，1995年出版了国内第一部胸腔镜手术专著。在不同的会议上，王教授通过各种方式宣传推广这一技术，他们连续二十四年举办国家级继续教育项目——全国胸腔镜微创手术学习班，培养了遍布全国32个省、直辖市、自治区的3000多名胸腔镜手术医生，我也有幸成为学习班的一名学员。我们胸腔镜微创技术的开展最早得益于王教授的指导。我们胸腔镜肺叶切除手术技术的成熟，得益于他们团队的刘军教授亲自指导。后来，我们又安排戴国光大夫到北大人民医院进行了为期半年的进修学习。

　　肺癌是一种较容易通过淋巴结发生转移的疾病，多沿肺内淋巴结转移至肺门、纵隔淋巴结，进一步向远处转移。因此，明确肺癌淋巴结转移情况对于肺癌的分期和肺癌的手术及预后都有着重要意义，淋巴结清扫也一直以来是外科一个重要而有争议的话题。王长利教授是天津市肿瘤医院副院长、胸外科主任，早在20世纪90年代后期，王教授就经常来我们科做学术指导。我刚开始做肺癌切除时，根本不清楚淋巴结清扫的概念，只是探查有肿大的淋巴结就做一个采样，是王教授手把手教我系统淋巴结清扫。在国内其他不同的场合，王教授也大力推广肺癌手术的系统淋巴结清扫，并发表了大量的文章，有力地推动了肺癌淋巴结清扫的工作，使得肺癌的术后5年生存率有了显著提高。记得有一次，手术结束后我自己开车送王老师回去，到了天津，他说："你一路辛苦了，我请你吃点东西吧，顺便再聊一会儿。"于是我们找了个小饭店，边吃边聊。后来，王老师走上领导岗位，工作太紧张，就不敢多打扰他了，但每年在各种学术活动中不知道要见多少次。后来，我们科宋翔大夫去天津肿瘤医院进修学习，我又联系王老师，得以顺利安排。再后来，我们科杨博医生又考取了他的博士生。

　　丁振涛教授是天津肿瘤医院食管外科主任、中国抗癌协会食管专业委员会主任委员、博士生导师，我们经常在一起聊工作、聊生活，我们科每年举办的"燕赵胸外科论坛"，他都会在百忙中抽暇亲自参会。他每年举办的"食管癌南北高峰论坛",也会请我参加,并担任一个板块的主持人或者讨论嘉宾。我知道,不是因为我的学术地位,而是为了我能更多地接触国内外专业大咖,有一个学习和开阔眼界的机会。那年他来我家玩,看了我的书房,看到书架最上面还有一层格子空着,说:"老孔,你这地方还空着,我送你一套《资治通鉴》吧!"不久就托人给我带来一套中华书局出版的十八卷本《资治通鉴》,这套书一直在我书架最上层摆放着,被我视为珍品。

李简教授是北京大学第一医院胸外科主任,也是我国微创胸外科的创始人,他有好多项国内甚至国际第一。第一次知道他是缘于一位肺癌病人。20世纪90年代末,我经手诊断的一位左肺中心型肺癌的病人,病理是鳞状细胞癌,从肺部CT上看要做左侧全肺切除,病人有些犹豫,想去外地看看。不久病人回来告诉我,在北京做了手术,做了全肺切除。我在检查病人手术切口时,发现左胸只有一个五六厘米的小切口,便问:您找谁做的手术?他告诉我是李简教授。后来我冒昧地找到李教授,向他请教小切口手术的有关问题,他非常详尽地给我做了解答。再后来我又请他到沧州帮助我开展这一工作,使我们的胸部微创手术一直处于国内的先进水平。在有些人看来,李教授不好接近,其实他一点架子都没有。好几次我们举办"燕赵胸外科论坛"他都风尘仆仆地过来讲课。有一次,一位食管癌的病人,本来还有手术机会的,但外院认为病人年龄大,给做了放疗,一年后又复发,又给放了支架,病情进展后期不能进食,痛苦万分。经朋友介绍找到我,我认为放疗后,尤其是支架后的病人,手术有一定难度。跟家属聊天的时候,家属说曾去北京找过好几位医生,并提到李简教授。我就问,李简教授什么意见,家属说:"李教授是我在凤凰卫视上看到的一位专家,名气很大,我挂不上他的号哇!"我说:"不着急,我给李教授打个电话。"于是我当场跟李教授通话汇报了病人的情况,李教授也认为有手术机会,后来我介绍病人去找李教授,并顺利做了手术。术后,李教授又特意给我打电话，介绍支架术后的病人手术中有什么具体发现，并把他的手术体会和经验跟我做了分享。李教授长我两岁，但处处对我尊敬有加。我们吃饭时坐在一块，他会给我夹菜。还有一次在沧州，我们边吃边聊，谈天说地，竟一直到半夜。

陈克能教授是北大肿瘤医院胸外科主任、博士生导师。我的食管癌切除管状胃制作就是得益于陈教授的精心指导。我多次去他们病房参观，他给我讲胸外科大数据库的建立和维护。后来我还派护士长去他们病房参观学习。2018 年，我们举办"第六届燕赵胸外科论坛"，陈教授跟我说："小孔，这次会上，我不讲课，我演示一台手术吧。"于是就有了陈教授和上海谭黎杰教授在沧州同台献艺，一时传为佳话，也让全省的胸外科同道大饱眼福。就是这样一位国际上知名的大教授，每见到我就说："小孔，我可是你的粉丝呀，你的朋友圈发的东西我都去看，收获不小！"2019 年元旦，我收到陈教授的新年礼物——一件绣着我名字的白大褂，让我感动不已。

上海谭黎杰教授，国内食管外科的执牛耳者。我多次在各种学术会议上听过他的演讲，看过他的手术视频和转播，他第一次来沧州是帮我开展腔镜下贲门失弛症肌层切开手术。2012 年 3 月 30 口，我们俩同在北京有个学术会，会前一天我联系他，想请他帮助我们开展这一手术。他二话没说，当天乘高铁到沧州，晚上就为病人做了手术，手术后我们聊到很晚，转天一早我们一道开车去北京开会。那是我们沧州第一例贲门失弛症的腔镜下微创手术。后来我们第一例胸腔镜下食管胃三角吻合也是谭教授亲自帮助完成的。谭教授在国际上最早提出术前口服橄榄油，术中可以预防胸导管损伤。多年来我们一直按照这一方法去做，收到很好的效果。谭教授年轻有为，精力充沛，且兴趣广泛，天文、地理、军事、时事、财经都有涉猎，跟他聊天有胜读十年书之叹。

福建协和医院为创建于 1860 年的福州圣教医院与创建于 1877 年

的福州马高爱医院合并而成，为中国现代医学的发祥地。陈椿副院长是胸外科学科带头人，几年来我多次在不同场合聆听他的学术报告，也曾去他们手术室近距离观摩他的手术演示。他的单孔胸腔镜肺叶切除给我留下了深刻印象，也促使我参观回来后有信心自己完成这一手术术式，在以后的工作中遇到疑难，我也经常向陈院长请教。

山东齐鲁医院副院长田辉教授是我的好朋友、好老师。有次在山东开会，我到济南都晚上10点了，田教授见到我们执意要安排大家吃好饭才肯回去休息。他们快速康复外科是北方做得最好的，有自己一整套的理论方法和流程，我们科多次派医生护士去齐鲁胸外科参观学习，田教授也多次来沧州参加我们的学术活动。

赵晓菁教授是上海交通大学医学院附属仁济医院胸外科主任，刚开展胸腔镜手术时很多入门的知识是我跟赵教授请教的，后来他也多次来沧州参加我们的学术活动。偶尔碰到难题，会把病人介绍到上海去找他，每次他都热情接待，妥善地处理好。还有一次，我做胸腔镜肿瘤切除手术，术中发现要切除部分心房，当时这是比较少见的情况，手术台上我就给赵教授打电话请教。他说："我虽然没有遇到过这种情况，但是我可以根据经验给你一个建议。"我采取赵教授的建议，收到很好的效果。赵教授有南方小伙子的帅气，也有北方人的豪爽。有一次在沧州，晚餐时我喝多了，我们一块儿到我家接着喝茶聊天，我烧水时还把手烫了，至今还留下一个疤。

上海市胸科医院胸外科是中国气管外科的发源地，开创了中国气管外科治疗之先河，中国气管外科手术大部分术式都是那里首创的。姚烽教授是上海胸科医院胸外科副主任、气管亚专科主任。2019年姚烽教授受邀请赴瑞士首都伯尔尼大学附属小岛医院进行学术交流。访问期间受邀做手术演示，完成了瑞士首例3D单孔胸腔镜支气管重建手术。2019年下半年我去他们科室参观学习，恰逢姚教授在做一台胸腔镜下单操作孔自主呼吸的气管肿瘤切除，他做手术干净利索，思路非常清晰，让我叹为观止。手术后我跟姚教授分享了我们手术的一点体会，让他看了我们的手术图片资料。不久(2020年3月28日)，"首届国内气管外科线上论坛"召开，姚教授特意让我参加会议，会上介绍了我们气管外科开展情况，并做了一个时段的主持。后来我还把我自制的一个"挑线钩"送给姚教授。直到现在有气管外科的问题我经常跟他请教。

上海肺科医院周逸明教授是我未曾谋面的老师。2018年夏天，宁夏一位慢性脓胸的孩子，18岁，在当地做了纤维板剥脱，效果不理想，仍有脓胸，胸管无法拔除，且胸廓塌陷明显，辗转来到沧州找我。住院后我为他做了全面检查，觉得再次手术难度高，手术效果恐怕也不理想。于是，我就把有关资料发到"中国胸外科"群里，姜格宁教授看到后跟我说，他们科室周逸明教授正在做这个课题的研究，做了一些病例，收到很好的效果，有关著作正准备出版。于是我就联系周教授，周教授跟我一起详细地分析了这个孩子的情况，说有信心再做一次手术。我就介绍这个孩子去上海做手术，不久手术就顺利完成了，效果很好，孩子的家长非常感谢周教授的精心安排。我也一直想去上海观摩教授的手术，当面请教一些疑惑，但至今没有成行。

成都华西医院的王允教授，帮助我完善了全腔镜食管癌切除颈部吻合的技术。那时国内做腔镜食管手术的还不多，我们手术器械也不全，他还带了两把腔镜下的钳子过来，手术持续了5个小时。那次王教授告诉我，在做腔镜纵膈手术时可以试着做人工气胸，在胸腔持续二氧化碳充气的状态下手术，纵膈解剖层次更清楚。后来我自己试着做，果然不谬。这种方法在北方很少有人做，不少专家看到我的手术，就纳闷儿：您怎么会想到这样做？当然，现在已经成为常规了。

这样细数起来，从江南水乡到北国边陲，那么多胸外科同道曾经给予我无私的帮助和支持，实在是难以一一记述。我想说的是，一个外科医生要善于博采众长，冶炉自铸，逐渐形成自己的风格。有一次跟黄骅博爱医院任化云院长同台手术，任院长跟我说："小孔，你是从天津胸科医院进修出来的，可是看你的手术，一点胸科医院的影子都没有了。"其实，如果我现在再看胸科医院老师们的手术，恐怕也找不到他们当年的影子了，因为他们也在不断地进步变化着。

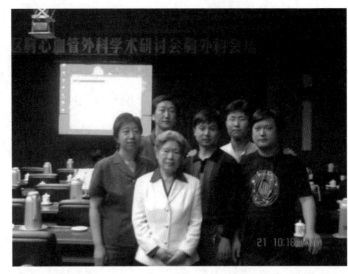

2006年5月21日，在天津宾馆举行的"第三届华北地区胸心血管外科学术研讨会"上，与平育敏教授合影

齐白石先生的关门弟子许麟庐模仿齐白石的对虾，达到了炉火纯青的地步，外人一般不能分辨出真假。当

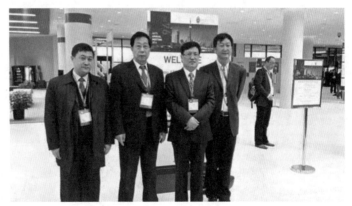

2014年4月26日，在多伦多参加AATS会议，与刘俊峰、张逊、支修益教授在一起

时也有很多人想学，但都不得要领，许麟庐为此很得意，有些飘飘然，齐先生看在眼里，说出了那句艺术界尽人皆知的名言"学我者生像我者死"。作画要名师亲授，看其下笔顺序，怎样执笔，怎样审势，怎样用笔、用墨、用水、用色，怎样收拾，层层加染，以至于完成。尤其作画中间，片言只语，点出关键，启发甚多，定要铭记在心，后细细琢磨，回忆全过程，四面八方，吸收营养，进益自多。

有句话叫作"寻门而入，破门而出"。同理，我们做人、做事、做手术也是这样，不能一味地模仿别人，在学习他人的基础上要有自己的个性特点、原则。这样，我们才能获得一片属于自己的天空。佛经上说"迷时师度，悟时自度"，说白了也就是这个意思。

第二十三章　构筑自己的科室文化

有一段时间，"企业文化"这个词很时髦，我就想，我们胸外科需要什么样的文化？

孙思邈在《大医精诚》中讲到的，做医生要解决两个问题：第一是精，亦即要求医者要有精湛的医术，因为医道是"至精至之事"，习医之人必须"博极医源，精勤不倦"；第二是诚，也就是要求医者要有高尚的品德修养，以"见彼苦恼，若己有之"之情，发"大慈恻隐之心"，进而发愿立"普救含灵之苦"，且不得"自逞俊快，邀射名誉""恃己所长，经略财物"。其实，这些上千年的医德思想并没有过时，现代的外科医生，仍然要从传统文化中汲取营养。从 2010 年开始，我利用每周科会的时间，领着大伙儿学一点传统文化的知识，在当时是个新鲜事，白锡波副院长、医务科胡亚民主任都亲自参加过我们的学习。很快我们就读完了《弟子规》《千字文》《大学》《中庸》《论语》《孟子》《菜根谭》等书，科室里的大夫也都准备自己喜欢的内容，拿出来跟大家分享，如回族医生讲《古兰经》，爱好地理的同事讲国家地理，爱好军事的同事讲航空母舰。

这个活动也吸引了其他科室甚至院外的朋友参与。要说有什么目的，那就是想让我们的医生读一点专业以外的书，在"诗"外下一点功夫，所谓无用之学。比如我们讲孝悌是做人的根本。其实，在我们病房这个小世界里，什么人都能见到，孝的、不孝的、光讲漂亮话不给父母出钱看病的，有的不想给父母出钱看病，还得让大夫说这个病没治了，赶紧回家养着吧，这样免得村里人说他不孝顺。

2010 年 7 月，有一个右肺中叶综合征的病人，手术前主管医生告诉我，病人的老伴儿已经去世，她有两个女儿，大女儿刚毕业参加工作，二女儿还在上大学，一个普通的农民家庭供两个大学生经济压力之大可想而知。姐妹俩为了给母亲筹钱看病，卖了老家的一处房子。虽然手术很成功，但我心里总觉得不是滋味，大家在一块儿聊天时，都为这姐妹俩的孝心感动着。后来我们跟医院做了汇报，按照规定减免了病人一部分费用。我就想，这样的孝心应该在新时代得到发扬，古时候家里出了孝子会被授匾一块，现代为什么不能送给她们一块匾呢？治好了病，听说过患者给医生送匾的，还真没听说过把病人治好以后医护人员给患者家属赠匾的。但是，为了弘扬传统孝悌精神，我们就可以这么做。于是，我们医护人员共同做了一块木匾，上刻"孝感动天"，赠给这姐妹俩，表达我们对那些真诚、善良、孝行、坚强行为的敬意。那天，温秀玲院长专门来到胸外科，看望她们一家，并参加赠匾仪式。温院长动情地说，她还是第一次看到医生向患者赠匾，之所以这样，是因为这姐妹俩的行为感动了大家，值得人们弘扬。她鼓励两个孩子："不管到了什么时候，孝心、坚强都应该陪伴着一个人度过生命中的坎坎坷坷。"一块匾虽小，可如果这样的行为多了，就会形成一种导向，让人们明白什么是美的，什么是丑的。这件事，当时国内好几家媒体都给予了报道。

我们讲课的时候，有些东西是现学现卖，所以讲课的过程，实际上就是一个学习的过程。在读《论语》时我就发现，有好多成语是来源于《论语》的。比如，"巧言令色"这个成语就是《论语》中的原话"子曰：巧言令色，鲜矣仁"。孔子说：花言巧语，满脸堆笑的人，一般不是什么仁德之人。在读到《孟子·滕文公下》时，孟子描述过一个巧言令色的伪君子，说这种人"胁肩谄笑，病于夏畦"，意思是说：你看，耸着肩膀，做出一副讨好别人的笑脸，这真是比顶着夏天的毒日头在菜地里干活还要令人难受哇！这几句话说得真是太精彩了，于是，我就赶紧把这个成语标记下来。后来又读到"一言以蔽之""随心所欲"

"温故知新""见义勇为""是可忍，孰不可忍""了如指掌""尽善尽美"等等。我就有意识地每一章每一节去读、去品，找出其中明显或者暗藏的成语。这样，最后竟收集了近400条。

我发愿要写一本《论语中的成语》，这期间又读了大量有关《论语》的书，像朱熹的《论语章句集注》、杨树达的《论语疏证》、康有为的《论语注》、刘宝楠的《论语正义》，钱穆的《论语新释》、杨朝明的《论语诠解》等，都在我涉猎范围。这样，我在每一条成语下面标注字义解释，语意，还有这个成语在《论语》中的语境、含义。一年多的时间，白天干繁忙的外科工作，晚上就伏案写作。2013年底，27万字的《论语中的成语》完稿，我又请两位老师帮我审稿并作序。一位是中华孔子学会孔子后裔儒学促进委员会会长、世界孔子后裔联谊总会会长、国际儒学联合会顾问孔德墉先生。孔先生年届耄耋，仍为了传统文化事业不知疲倦地奔波着，他高尚的品德、博大的胸怀、务实的作风深深地影响着我，先生可以说是我的人生导师。另一位是著名学者、中国孔子研究院院长杨朝明先生。2003年，我跟杨朝明先生同赴台湾参加孔德成先生逝世五周年纪念会议和学术活动，其间颇多沟通交流，我对杨先生也是仰慕已久。沧州文化局穆国联先生则积极帮我联系白山出版社，并很快于2014年5月出版。在书的后记中，我写道："在自己近三十年的临床实践中，发现一个有趣的现象，一些年轻人刚刚毕业的时候，雄心勃勃、意气风发，事业进步也很快，但是当他们做到了一定程度时，跟另外一些人的差距就显示出来了，有些人可以继续朝着金字塔的顶点攀登，有些人则止步不前了，感觉到他们像是没有后劲了，武大郎扛房梁——顶到这儿了。为什么呢？原因之一，就是没有一定的文化修养，没有那种厚重的文化根基。因此，文化是我们做事的基础，没有一定的文化做基础的所谓事业，将是沙漠上的楼阁，是不会做大做强的，也是不会牢固的。"这本书出版以后，温秀玲院长很重视，在沧州举办的全省医院文化学术交流会上，发给与会代表，也带一些去外地参加医院交流活动。

　　学医、做医生是个很艰难的事，要牺牲大量休息时间，泡在病房、手术室里，泡在论文中，现代医学的发展又是一日千里，学医如逆水行舟，不进则退，这就逼着医生要精勤不倦。我们学习经典，其实是学习一种人生观、世界观，用于指导我们的实践。孔子说：居之无倦，行之以忠。这个思想用在我们医生身上，就是要忠于医学事业，忠于学术、忠于病人，全心全意地为了病人的利益去工作，工作中要以不知疲倦的精神去钻研、去思索。我写了"无倦"两个字，悬挂在我们医生办公室，提醒我们时刻不忘先贤的教导。我想，这些都该成为我们的科室文化。

第二十四章　不平常的礼物

这是一篇 10 多年前的旧文，一些文字略作修改，抄录如下；

一天早晨，刚一上班，在我办公室门口坐着两位病人家属模样的人。因为平时总是有很多病人，上班前在办公室门口等我，所以并没有在意，开门将他们让进屋里。

来人冲我笑着说："孔大夫还认识我们吗？"仔细打量了一下，其中有一位有点面熟，就想，可能在这里住过院。便笑道是来复查的吧？来人回答："8 年前，我父亲在这里做过手术，是您给主刀。手术后发生了呼吸衰竭，上了呼吸机，您还为这事请教过北京的专家，后来抢救成功了。我们是孟村的！"

噢！记起来了！

那时 2001 年 3 月的事，一位 58 岁的大爷，孟村辛店人，因为肺结核、肺化脓、高烧住院，需要手术。但病人有慢性支气管炎，肺功能较差，手术有一定的风险。经过充分的手术前准备，我为病人做了一个肺叶切除。术后第三天时，果然出现了呼吸衰竭，又为病人做了气管切开，并用呼吸机支持呼吸。那时的医疗条件较差，记得那台呼吸机是国产的，周继梧副主任带着我去保定用面包车拉回来的，上面那个湿化瓶就是一个 750ml 的玻璃蜡头瓶子，可供选择的呼吸模式也很少，那时用得不多，院里会使用呼吸机的医生没有几个人。病区里也没有氧饱和度检测仪，全院只有麻醉科有一个，巴掌大小，像个手机似的。我们去麻醉科借来，给病人测一下氧饱和度，用完了赶紧送回去。那时也没有重症监护室（ICU），呼吸机就在病房里，还是三人间，他住门口的那张床。就那样，我们没日没夜地守着病人，呼吸机维持到了第五天时，仍没有能够脱机的迹象。我也有点沉不住气，就跟北京有关专家请教，他们认为这种情况还需要坚持几天。当时，病人的儿子看到父亲气管也切开了，插着管子，呼吸机"呼噜呼噜"地吹着，病人清醒着，但说不了话，也不能吃东西，情况很糟糕，又考虑到自己家庭经济状况，便想放弃治疗，将父亲拉回家。听到这个消息，我很生气，哪有这样不孝的孩子！

那天中午，我把病人的两个儿子叫到医生办公室，仔细了解了他的家庭情况：病人的大儿子在村里务农，小儿子在外地当兵，女儿刚出嫁，一家人土里刨食，确实很困难。交医药费就借了不少债，亲戚朋友都借到了，再去张嘴借钱都怵头，不知道该找谁去借。我考虑到病情还没有到不可救药的地步，经过努力是很有希望的，便苦口婆心地给他们讲道理。记得当时我对他们说："现在我们就好比在努力地爬坡，眼看着就要上去了，再挺一挺，就会成功，如果一泄气，便一落千丈，前功尽弃。我们再克服一下吧，只要有人在，怎么都好说。砸锅卖铁，咬咬牙，咱们再坚持几天吧！"孩子们听我这么说，表示再商量商量。

第二天早晨，两个儿子找到我说："孔大夫，我知道你的好意，你为我爹尽心尽力了，我们也看出来你还是有一定把握的，那是我们的亲爹，不是为难到一定程度，我们怎么会把老爹拉回家呢。我们俩商量好了，就听你的，砸锅卖铁我们再拼上一把。"就这样，到第十一天的时候，病人顺利脱离了呼吸机。再后来就顺利康复出院了。临走时，病人拉着我的手说："孔大夫，这场病，改变了我的人生哲学，改变了我的世界观哪！"当时我想，这哪像庄稼人说的话呀。原来，老先生是位土秀才，在村里属于识文断字的人。因为这个病例比较典型，所以印象很深。说实话，直到今天，我仍然能回忆起病人在病房门口握着我的手跟我说话的场景，仍能记起他的眼神和那双大手。

回忆完这个过程，哥儿俩连说："对，对，就是，就是啊！"其中年龄小的说:"我就是当兵的老二。"指着另一位,"这是我哥。现在我自己开了个做弯头管件的工厂,还做长途运输生意。我哥哥自己也有个小生意,日子混得不错了。"

大哥说:"今天来,没别的意思,我父亲回去后一直很好,他平时总念叨你,总想着来看你!他经常对我们说,'你们一辈子也不要忘了孔大夫,我这条命就是孔大夫给的呀'。但是,前些日子,父亲得了肺心病,还是去世了。料理完父亲的后事,我们哥儿俩就想,父亲的这个心愿,临走也没能够实现,他老人家有遗憾哪,我们一定替他了了这个心愿。昨天我们俩买了两瓶酒,今天一大早,赶在你手术前,就来了,这也是我父亲的心意,你一定要收下。"说着,就跪地上磕头谢恩。我连忙将他们扶起,这才注意到哥儿俩的鞋都封着白。

我一时不知说什么。在哥儿俩走的时候,竟忘了留个地址。我想再查查他的地址,明年清明,在老人的坟前,洒上这杯酒。医生需要这样的医患关系呀!

第二十五章　给病人家属送匾

治好了病，听说过患者给医生送匾的；却没听说过把病人治好以后，全体医护人员给患者家属赠匾的。2010 年 7 月，我们胸外科医护人员就给病人家属送过一块匾。当时有一位肺肿瘤病人，手术前病人的女儿说要回家一趟，手术后我才知道，她回家将房子卖掉为母亲手术筹钱了。我当然不赞成这种做法，因为我们还有其他的办法，不能因为疾病连住的地方都没有了。听到这一消息时，心里很不是滋味，当我跟病人家属沟通聊天时，得知老人出院后会有妥善的安排，才得以稍稍安心。但是姐妹俩的这种孝心让我很感动，我们想给这个家庭捐点钱款，但姐妹俩不肯，于是我跟医院做了汇报，医院根据政策做了一些费用的减免。我们几个医生一商量，应该给她们送块匾，表达我们的敬意，也是向社会展示孝道在青年人当中仍被一代代传承着。我把这一想法告诉了院长温秀玲，温院长很支持，并亲自参加了我们的赠匾仪式。下面是当时《燕赵都市报》记者李家伟先生的报道：

医院给患者家属赠匾

昨日 8 时，沧州市中心医院胸外科里，医护人员正在集合进行交接班，但当天的会议多了一项内容，要给患者孟秀芳的两个女儿赠送一块题有"孝感动天"的匾。

姐妹俩一个 26 岁，一个 22 岁。大女儿武英刚毕业没几年，现在在黄骅一家医院上班，小女儿武俊燕还在上大学。赠匾仪式上，姐妹俩刚站到大家面前，旁边有几位护士就已经激动得掉下眼泪，来给姐妹俩赠匾的沧州市中心医院院长温秀玲动情地说，她还是第一次看到医生向患者赠匾，之所以这样做，是因为姐妹俩的行为感动了大家，值得人们弘扬。

姐妹卖房救母婉拒捐款

该院胸外科主任孔繁义介绍说，患者孟秀芳前些天入院，经检查"右肺中叶肿瘤"。就在准备手术的时候，患者的大女儿武英回去了几天，说是去考试了。几天后，医生给患者做了手术，幸运的是，经检查为良性，手术成功。但令孔繁义震惊的是，他无意中得知，原来武英离开的那几天是回家卖房了，她和妹妹要卖掉房子给母亲筹集手术费用。

作为医生，见过为了给孩子治病而倾家荡产的，也见过一些人说"老人不愿意治了"然后放弃治疗的，这对年轻姐妹的举动令医护人员们感动不已。随后他们得知，姐妹俩的父亲去年就去世了，这个普通的农民家庭供着两个大学生，经济压力之大可想而知。他们想捐款，但被姐妹俩婉拒了。沧州市中心医院领导得知此事后，减免了孟秀芳一半的医疗费用。

姐妹俩表现出这样的孝行、坚强，医护人员们百感交集，决定给姐妹俩赠匾，让这段记忆成为大家共同的精神财富流传下去。

姐妹俩觉得很正常

武英告诉记者，她家在海兴县苏基镇的一个村上。去年父亲因心脏病去世，留下母亲和她们姐妹俩。这是一个普通的农民家庭，为了供这两个大学生面临着巨大的经济压力。现在武英已经上班，妹妹仍在上大学。

武英说，上个月，66岁的母亲觉得不舒服，经检查发现"肺上有东西"，亲友们凑了一部分钱给母亲看病。得知母亲需要动手术，而且很可能后面会有持续的治疗时，姐妹俩做出了决定，卖掉家中的房子，用卖房的钱来给母亲治病。母亲刚开始不同意，但姐妹俩苦苦相劝，最后老人同意了。

武英说，她觉得这事再正常不过，因为"老人病了，我们不能眼睁睁着不管"。对于医护人员的捐款意图姐妹俩表示了感谢，但拒绝了，因为医院已经减免了费用，她们不想再给大家添麻烦。对于医护人员的赠匾，姐妹俩既感到意外又激动。

孔繁义说，他身边的人得知此事后也都很为姐妹俩感动。这说明人们是有着一个共同的价值观念的，只不过在生活中，我们看到了太多背离底线、背离准则的行为。这恰恰需要我们每个人都为那些真诚、善良、孝行、坚强而感动，而有所作为。一块匾虽小，可如果这样的行为多了，就会形成一种导向，让人们明白什么是美的，什么是丑的。

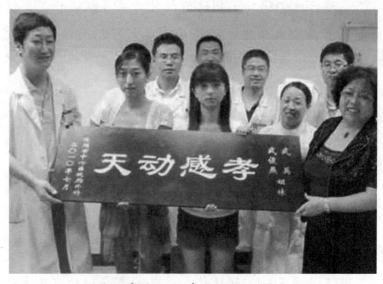

（温秀玲院长参加赠匾仪式）

第二十六章 我们能为病人做什么

从医的时间越长，就越觉得我们能为病人做的其实很少。

有时我们治好了病人，或许是碰巧遇到的是能够治愈的疾病而已！有时，我们费尽了力气，仍无可奈何，就在绝望之中，病人却奇迹般痊愈了。

第一个病例：大约是 2003 年，有一位颅脑外伤的病人，因为气管切开长期带套管，造成气管瘢痕狭窄，呼吸困难。在一次接近窒息的紧急情况下，我跟麻醉科吕少立医生经颈部气管切口为病人强行插入一根气管插管，病人得以暂时挽救（那时，脑外科在老病房楼一楼东头，跟烧伤、儿外在一起）。接下来，我为他做了经胸骨正中切口的气管袖式切除。说老实话，这是一个高难度的手术，选择胸骨正中切口，是因为这种切口不需要侧卧位，病人只要平躺就行。还有一个原因，气管切除很少有人采用胸骨正中切口，因为手术需要将纵膈的大血管一一解剖分离开，难度比较大。年轻医生总爱挑战，有点"逞能"。手术顺利，但术后出现了严重感染。气管吻合门虽然没有瘘，但是胸骨后、纵膈出现了严重感染，而且胸骨愈合遭受障碍。胸骨后的引流管，每天脓性引流液达几百毫升，有臭味；胸骨正中劈开后用钢丝固定，这时出现了钢丝的松动，病人在咳嗽时出现胸骨断端的摩擦音，"咔嗒咔嗒"地响，感觉前胸部都稀里哗啦的。虽然做了脓液的细菌培养和药物敏感实验，对症使用抗生素，但是治疗效果不好。

病人是农村家庭，条件不好，经济上有些吃不住劲儿。家属提出，能不能回家休养，回家吃些中药，晒晒太阳，换个环境。不管出现什么后果，也算尽到心意了。无奈，我们只好采取了这样的办法。

病人走后，我们一直为其后果担忧。大约一个月后，病人回来复查，引流管不再流脓了；病人咳嗽时，胸骨的松动感也没有了。我又为病人做了胸部 CT 检查，令人惊奇的是，胸部纵隔竟然一点异常都没有。接着，我们给病人拔除引流管，伤口换药，后来就痊愈了。我问病人回去进行过什么治疗没有，家属说没有，就是每天出来晒晒太阳，吃些家常便饭。

第二个病例：这是 20 世纪 90 年代初的一个病例，是我们赵智慧护士长的一个朋友的亲戚。病人患左肺癌，我为他切除了左肺上叶。术后恢复得很好，病人要求尽快出院回家。当时术后才不到 1 周，我觉得有点早，病人却说："你看我一点问题都没有了，我可以蹦跳给你看。"说着，就在楼道里使劲地跳了几下。我明白，老百姓心疼钱，想早点回家。就说："正是冬天，你回去一定要把屋子弄暖和点，别着凉了。"病人满口答应地出院了。

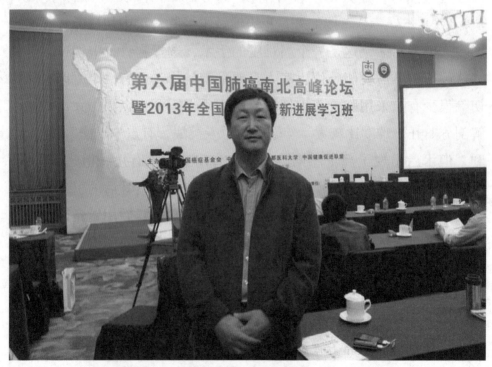

（参加第六届中国肺癌南北高峰论坛留影）

大约两周后，病人又回来了。到家后，因为农村没有暖气，屋子冷，病人就出现着凉感冒、发烧。在村里的诊所给注射了退烧药，立马就好了，过了一天又反复。如此反复几回，并出现咳脓痰，病人沉不住气，就回沧州了。我为病人做了胸部 CT 检查，发现剩下那个肺叶中间出现坏死空洞，当时病人每天咳的脓痰在一个罐头瓶子里，有几百毫升。CT 显示，剩下的肺只剩一层空壳，里边都烂没了，就像一个巨大的空泡，中间的血管、支气管像网络一样，横七竖八的。我心想，这麻烦了，一旦出现大咯血将不可收拾。当时，各种抗生素换了个遍，也没有好转。病人经济条件不好，最后我们给他用了静脉的鱼腥草注射液，中药，还便宜点。输了几天，体温控制了，家属要求回家，实际上是放弃治疗了。我仍旧告诉他，回去后在村里的诊所，再接着输液，还输鱼腥草。

就这样，大约一个月，病人又回来复查了。我又给他做了 CT 检查，让人感到意外的是，这侧肺竟然完全正常，没有一点异样。直到

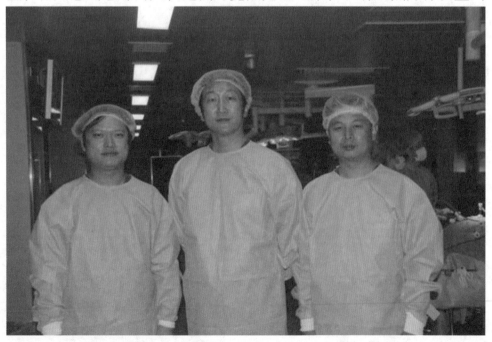

（2013 年，与戴国光、宋翔在上海做动物实验）

121

现在，我还纳闷儿，整个都空了，中间的组织是怎么在短时间内生长出来的呢？

　　说这两个例子，不是要否认科学，而是说现代科学也有其局限性，特别是对于生命科学，还有很多未知数。作为一名外科医生，"医疗技术自身的功能是有限的，需要沟通中体现的人文关怀去弥补……"这话是美国医生特鲁多说的。纽约有个外科医生阿郎素·克拉克，他说："尽管满腔热忱地做好事，但医师却造成了许多损害。他们匆匆忙忙地把成千上万的人送进了坟墓。本来，若把这些人留给大自然来治疗，他们会康复的。"对此，我们深有体会，因此，作为年轻的外科医生，切不可因为掌握了一些独到的技术而盛气凌人，而要因为现代科学的不完美而虚怀若谷才对。

第二十七章　整理"和沧州有关的成语"

2003 年非典肆虐的时候，我有幸去了前线，说是前线，其实是发热门诊，白天穿着隔离服工作，晚上就住在集体宿舍，半个月的时间，出来后还要去宾馆隔离两周，一个月不能回家。于是，我进发热门诊之前便带了两本书，一本是廖盛春先生的《三国志成语典故》，一本是李啸东先生的《〈汉书〉成语典故》，这是"二十四史成语典故"丛书中的两册。

工作之余便是读书。在读到《汉书卷五十三·景十三王传》时，有这么一段：

河间献王刘德在孝景二年封王，他研修学问，爱好古籍，真切地根据事实探求古书的真义。（修学好古，实事求是，师古曰"务得事实，每求真是也"）每从民间得到一册善本书，一定让擅长书法的人重新抄一遍装订好，而把真本留下，送上金吊赏还书的主人，以此来征集民间藏书。这样一来，四面八方的道术之人不远千里而来捐送，有的把祖先存留的旧书也献给河间王，由此征集了大量图书，与朝廷的藏书不相上下。他的藏书多为先秦旧书，许多儒者前来投奔他，他恭敬地接待他们并组织研究。在本卷末作者评述刘德说："夫唯大雅，卓尔不群，河间献王近之矣。"意思是说：一心追求大文雅，优秀卓越，超出常人，河间献王差不多就是这样的人了。

这一段文字中出现了两个成语：实事求是、卓尔不群。当时感到兴奋的是，这两个成语都是说献王刘德，跟沧州有关的。

后来又读到《隽不疑传》，第一次知道西汉有个隽不疑，西汉渤海人（今河北沧县东），汉武帝末年任青州刺史。汉昭帝时，迁京兆尹，常以儒学经术决断事情。有一年天下大乱，盗贼四起，朝廷派出使者暴胜之来督查，隽不疑去拜谒这位朝廷使者，"不疑冠进贤冠，带𫞩具剑，佩环玦，褒衣博带，盛服至门上谒"。暴胜之"开阁延请，望见隽不疑容貌尊严，衣冠甚伟，胜之𪨗履起迎"。这段话是说，隽不疑穿着儒生的宽袍阔带，腰佩长剑，使者暴胜之来不及穿上鞋子趿拉着就出来迎接。后人总结出个成语"使者𪨗履"，表示对贤士的恭敬。这段又出了两个成语"褒衣博带""使者𪨗履"，是出自沧州人隽不疑。

后来又读到成语"拱默尸禄""浆酒霍肉""广开言路""家喻户晓""寡闻少见""弄兵潢池""卖剑买牛，卖刀买犊"……竟然都是跟沧州有关的，于是我就一一记下。这两本书读下来，竟有了23条之多。当时就有一个想法，能不能总结一下，看看到底有多少成语跟沧州有关。

抗击非典回来后，我便找了大量的参考书，比如《汉语成语考释词典》《中华成语词典》《中国成语典故考释》《汉语成语词典》《分类成语词典》《中华成语典故辞海》《佛教成语》等。这些书，我几乎都是一页页、一条条翻看，爬梳剔抉，最后总结了100条跟沧州有关的成语。

这些成语有几类：一是发生在沧州大地上的事：比如"弄兵潢池""卖剑买牛，卖刀买犊"，说的是西汉时期，汉宣帝统治的时候，渤海地区的一些百姓无法忍受朝廷的剥削和压迫，各地开始反抗。汉宣帝想派一位真正有能力的官员去把这些地区的动乱平息，使社会归于安定，于是丞相便向汉宣帝推荐了龚遂。在汉宣帝接见龚遂的时候，看到的是个七十几岁的老头，个子又矮又小，他在心里想道，此人身材矮小，年岁又高，能平息得了动乱吗？不过即然丞相举荐他必定有一定的道理。他向龚遂发问：我派你去平息动乱，你会用什么办法来做这件事呢？龚遂回答道："海濒遐远，不沾圣化，其民困于饥寒而吏不恤，故使陛下赤子盗弄陛下之兵于潢池中耳。"意思是朝廷离动乱的地方太远，国家的政策不能及时地传达到那里，加上这些年经常有灾荒，地方的官员又不理解他们，所以才会发生动乱。这些人不过是在水塘里玩玩兵器罢了，成不了大事的。龚遂来到沧州以后，看到有人背着刀剑，马上劝他们卖掉这些玩意，去买牛犊，发展生产。几年后，渤海那里家家富足，夜不闭户，百姓都过上了太平日子，于是"卖剑买牛，卖刀买犊"也就成了有名的典故。还有一类是发生在沧州人物身上，如上面提到的"实事求是""卓尔不群"。张之洞的文章中出过几条成语，虽不是在沧州写的，但因为张之洞是沧州人，也收录进来。还有一部分，有些牵强附会，比如发生在匡衡身上的成语"凿壁偷光"。我们知道，匡衡既非沧州人，凿壁偷光也不是发生在沧州，但是匡衡曾经在沧州做过官。《张衡传》记载："永和初，出为河间相。时国王骄奢，不遵典宪又多豪右，共为不轨。衡下车，治威严，整法度，阴知奸党名姓，一时收禽上下肃然，称为政理。"沧州百姓传说：在献县县城往东10公里左右，当地有名的"云台山"，山高20米左右，山顶尽是苍松翠柏。这座"山"是一座汉墓，墓主便是当年"凿壁借光"苦读的汉代丞相匡衡。对于这样的牵强，我也收录进去了，曾就这事征求过沧州文坛泰斗白焕宗老先生的意见，白老说我这个不是纯学术

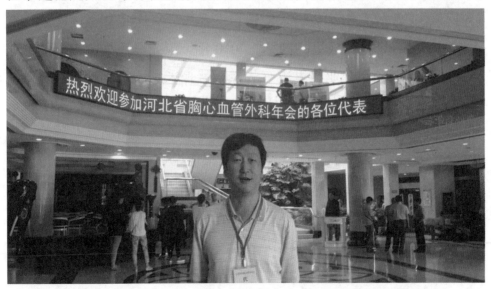

（参加河北省胸心血管外科年会留影，承德 2015 年）

125

的著作，作为一种普及本的东西，把它收进去，交代清楚来龙去脉，不至于迷惑读者，也未尝不可。

2004年8月，我电话联系沧州报社夏恩龙先生，跟他说我整理了上百条跟沧州有关的成语，想给他拿过去看看能不能发在报纸上。夏先生高兴地说赶紧拿来吧，正缺这类稿子呢。不久，《沧州日报》于2004年9月开始连载，每周一至两条，一共连载了一年。2006年5月开始，我就在博客上连载，同时沧州新闻网也给予转载。到了2007年底，《沧州晚报》编辑程炳正先生来电话说跟我说：把您原来的沧州成语，配上插图，在晚报重新连载一次吧。我当然求之不得，于是程编辑又联系画家绘制插图。于2008年1月25日开始，《沧州晚报》开辟了一个《图说沧州熟语》，开始连载这些成语。插图作者王春周先生是沧州市民间文艺家协会副主席、河北省装饰设计工艺美术大师，后来程编辑又介绍我跟春周先生见面认识。有一次，跟沧州文联原主席魏新民老师吃饭，他跟我说："这件事（指整理沧州成语）本来应该是我们文人干的，却让你一个外科大夫给做了。"2010年，王春周先生为东光县元曲公园做大型主题壁画，就引用了沧州成语的素材，在作品后面还专门署了我的名字。程炳正编辑、王春周先生跟我甚至还策划过在人民公园做一个沧州成语的碑林。2010年，沧州马氏集团旗下的红达国际酒店在新华路开业，里边有些雅间就是采用沧州成语的素材做装修，当时马总怕涉及知识产权问题，便打电话到报社，请报社联系、征求作者意见。程炳正编辑告诉他："没事您就随便用吧，弘扬沧州文化的事，作者孔大夫不会计较，回头我跟他说一声。"后来，红达国际酒店正式开业，马总还专门请我去参加庆典。2012年，我跟春周商量，想把这些成语出本书，联系好出版社，取名"沧州成语探源"并请白焕宗老先生作了序言。恰这时，他接到北京中央美术学院的录取通知书，北上深造。上学后，由于学习紧张，加上视野开阔、业务精进，回头再看，他认为以前的插图显得有些幼稚，萌发了重新画图的想法，但他这一去就是 3 年,回来后业务繁忙,出书的事就这么搁下了。2013 年的时候,有人告诉我,有一本内容近似的书已经面世,社会反响很好。我心里一直惦记着这件事,至此也总算有了结果。2016 年又有沧州成语的邮票发行;2019 年又有相关题材的微电影拍摄,用精彩的演绎再现沧州成语故事。说明这个工作有人去做,沧州成语已经得到百姓的认可。

愿沧州成语深入沧州人心。

附:

"沧州成语探源"后记

有人问我:你一个外科医生,拿刀的手,怎么写起成语来了?因此,在这篇后记中,有必要跟读者交代一下。

说起来是 10 年前的事了。2003 年非典肆虐,我被派进我们医院第四批医疗救护队,负责发烧门诊和病房的日常工作。时间是两周,工作结束后还要被送到宾馆隔离和休整两周。整个过程是全封闭的,不能外出。于是临走的时候,我在行李里放了两本书,广西民族出版社出版的李啸东先生的《〈汉书〉成语典故》和廖盛春先生的《三国志成语典故》。在那两本书中,我第一次比较清晰完整地了解到"实事求是"这个成语的来源。原来,《汉书》记载汉代的献王刘德"修学好古,实事求是",竟和我们沧州有这样的渊源。后来在这两本书中,又陆续知道和沧州有关的成语"卓尔不群""浆酒霍肉""褒衣博带""弄兵潢池"等十几条。这引起我的好奇,究竟跟沧州有关的成语能找出多少呢?于是,买了很多成语方面的书籍、词典等,追图书馆、追书摊,也跟有关专家请教,这一查不要紧,竟积攒了上百条!

后来,我把每个成语的来龙去脉写下来,稿子拿给了《沧州日报》总编室的夏恩龙先生。他看后非常高兴,指示报纸立即连载。这样,在《沧州日报》上连载了半年多,在社会上引起了一些反响。一些认识的朋友打电话表示祝贺;也有的朋友将每期的报纸都剪下来保存看;偶尔遇到一些不认识的人,得知我就是作者后,表示敬佩之余,也建议汇集成册。原沧州文联魏新民老师开玩笑地说:"本来我们文人的事,让你这个医生给越俎代疱了。"

到了 2007 年,《沧州晚报》的编辑程炳正先生找到我,想把这些成语配上插图,重新连载。后由画家、雕刻家王春周先生精心绘制了插图,《沧州晚报》开辟专栏,又连载了近一年的时间。各界反响依旧很热烈。其间,沧州红达际酒店请王春周先生用这些成语及插图,做成壁画装饰每个房间,收到很好的效果。元曲大家马致远的故乡东先县,在新建的"元曲公园"里,建了一座碑廊,矗立着这些成语的故事。一些网站也对这些成语进行了登载。沧州文联主张福林先生及沧州文联副主席、著名画家刘巨波先生也多次催促:赶紧出本书吧!尤其令人感动的是,沧州

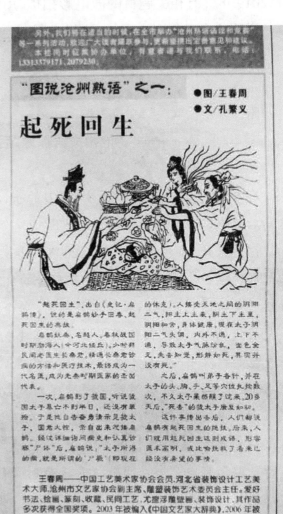

（2008 年 1 月 25 日《沧州晚报》）

文坛久负盛名的白焕宗老先生，在耄耋之年，抱病为这本小书写了序言，并亲笔写信勉励我，殷殷教诲如绕耳畔，叫我没齿不忘。

以上便是这本书的"来龙"。至于"去脉"，我想，朋友们喜欢这些成语，是源自对家乡深厚的文化底蕴的热爱。这本小书如能做一引玉之砖，让更多的人去发掘和弘扬沧州文化，让人们更热爱沧州，建设沧州，则本人万分荣幸了。

孔繁义

2014 年 2 月于沧州

第二十八章　写博客的日子里

关于博客最初是儿科张德生老师告诉我的，他在 2006 年 2 月开始以"运河散人"的网名经营博客，那时在沧州还属于比较新鲜的事，《沧州晚报》曾以整版的篇幅给予介绍。在张老师的鼓励下，我于 2006 年 5 月开博，从此便一发不可收拾，写了 7 年，860 篇短文。2012 年酷暑，家慈不幸仙逝，心情极其悲痛，无心打理博客，遂告中断。

回想 7 年的博客生活，还是有不少值得回忆的。

我取网名"独坐观心"，源自《菜根谭》中"夜深人静独坐观心，始知妄穷而真独露，每于此中得大机趣，既觉真现而妄难逃，又于此中得大惭忸。"工作之余，摒却世俗的羁绊，饮一杯招魂酒，唤回灵魂深处的那个真我，恰是一个医生要做的。我把博文分了几个篇目，在路上：写各地见闻，或远足他乡，或回首身后，心之所至，皆有所记。正所谓世界是一本大书，不出去走走，我们就只读了那么几页。我的收藏：图文并茂地记下自己喜欢的一些老物件，没什么值钱的东西，烟笸箩，破瓦片，月饼模子、细线板子……心园驿站：给自己一个安放心灵的家。附庸风雅：一些读诗念文的感想，咬文嚼字的推敲，乡土文学的记录。诊余漫笔：诊务之余对疾病、病人、自我以及人性的思考。

那时候博客在沧州正红，在这个虚拟的世界里，一大批真实的作者把自己的思想写成文字，有编辑、记者、作家、老师、医生，也有各个行业的文学爱好者。那时博客也有群，文学方面的有"大运河文学""大运河生活博客"等。《沧州晚报》的大运河文学版还专门辟了一个"原汁博客"，将一些博文原汁原味地搬上报纸，我曾经有好几篇博文被选中。例如，有一次我去县里会诊，回来的路上正遇到农村的大集，很久已经被麻木了的小时候的感觉和兴奋又涌动出来，回来就写了一篇《赶集》的散文，很快被《沧州晚报》转载。报社记者先生看到我收藏的月饼模子，就联系我采访，几天后，《一个医生的民俗情》就在晚报问世了。

偶尔人们也从虚拟世界走出，搞个小型笔会，或者做些公益活动。那时候没有手机，写博客就像今天玩微信、抖音一样上瘾，一天不刷心里像少回事似的，几天见不到朋友的博客更新，就会给人家留言，要去砸人家电脑。朋友见面也是聊博客，评论一些博文。通过几年的博客生活，认识了很多志同道合者，比如《民营视界》杂志社编辑白女士，看到我去云南丽江的游记，便约我为杂志写稿，不久，一篇《到丽江去发呆》的散文就发在《民营视界》上，后来她还给我辟了《孔人说孔》的专栏，我写了两年。认识报社张徽贞老师也是通过博客，她编写一些乡土文化的书时，也会拽上我，现在又被选为我们沧州孔子学会的副

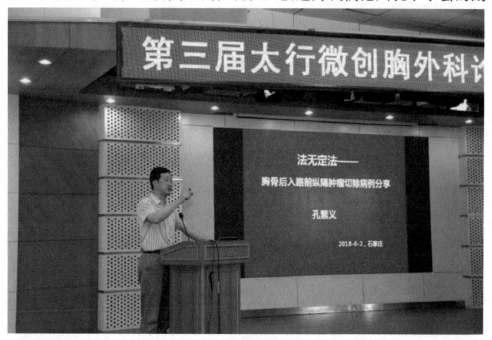

（2018年在石家庄参加学术活动留影）

会长，我们更是经常组织一些传统文化的活动。那年我去韩国参加第十三届世界肺癌大会，回来后发了篇博文，图文并茂，很快就有《中国医学论坛报》的编辑找我，想借用几张图片发新闻，还寄给了我一笔稿费。著名收藏家王来华先生经常在博客上看"我的收藏"的东西，后来他写作《中国传统糕饼模》，让我帮忙审稿校对，还邀我参加了一次出版社组织的中期推介会。成都收藏家协会会长周锡光先生，是吴宓先生的关门弟子，他看到我的收藏后，就把自己珍藏的饼模送给我。博友，山西的"瓶底儿"先生是个收藏家，我们经常在博客上聊天、交流。后来因为博客停止，联系中断，没想到，前几天有个古物收藏的微信群，朋友把我拉进去。一聊，"瓶底儿"竟然在呢，世界真是小哇！2008 年，我的博客突然被黑，再也不能进去操作发文章了，联系客服，两个月都没有消息，当时很着急。后来是博友杨艳茹老师帮我把全部文章拷贝下来，重新又申请了一个账号，我取名"独观心2"。当时我的博文中有三个系列稍成气候，一个是"和沧州有关的成语"，后来在沧州日报和晚报连载；一个是"纪晓岚讲故事"，把自己读《阅微草堂笔记》的译文发上博客；还有就是我的旧物收藏。曾经想整理一下沧州的方言俗语，起了个名字叫作"沧州俗语雅韵"，后来发现沧州文化学者孙健兄已经捷足先登，只好作罢。

在医学方面，开始关注一些医学人文，思考医学和人性。这个时期有一些文章被报纸转载。比如《餐桌上的交流》《深深的鞠躬礼》《心中的小王晴》等就是。好记性不如烂笔头，有了博客这种网络日记，一些重要的时间节点，比如什么时候我做了一种新的手术术式，什么时候我请某位专家来指导我们工作，都有了记载，我也会把自己手术的心得写在上面，供日后参考，博客生活还锻炼了我的写作能力，直到现在，有时需要写个新闻稿件什么的，并不怵头，不求妙笔生花，能够用朴素的语言，清楚通顺地表达一件事情便可以。任何事情都有两面性，要说博客的缺点，就是过多地占用了读书的时间。我想，这种碎片化的写作、杂志式的浏览并不能够代替系统阅读。

附博文：

沧州俗语——遇不遇

那天在门诊，一病人叙述病情，说自己最近有咯血。我问他："最近是每天都有咯血吗？"病人回答："也不是，遇不遇地有一次。"

什么意思呢？"遇不遇"，就是偶尔的意思。也可以说"时不时地有一次"，是说这种咯血，没有一定的规律。

"遇不遇"这个词出自哪里？什么时候开始流行的呢？

在《论语》中，记载了"孔子绝粮于陈"的故事。大意是：孔子带着弟子复周游列国时，在陈国卷入的一场政治纠纷中，连吃的东西都没有了，连续几天动弹不得。最后，弟子子路忍不住大叫："君子也会遇到这种悲惨的境遇吗？"孔子对于子路的不满视而不见，只是很平淡地回答说："人的一生都会有好与坏的境遇，最重要的是处在逆境时如何排解它。"

后世的荀子对孔子的这种处世哲学，极为推崇。他感慨地说："遇不遇者时也！"这是公元前300年左右的事，距今2300多年。

《东周列国志》第十五回里说："人固有遇不遇，使仲遇其时，定当百不失一矣。"是什么意思？这是写管仲与鲍叔牙相交往的故事，此语出自鲍叔牙，用现代汉语说就是"人可能获得机遇，也可能缺乏机遇，如果(管)仲获得机遇，必定能够牢牢抓住，百无一失。"

西汉时杨子云(杨雄)批评屈原投江自沉时曾说："君子得时别大行，不得则龙蛇，遇不遇，命也，何必湛身哉？"意思是说：君子走好运的时候就大行其道，走背字的时候就委屈着点，"遇不遇"是命中注定的，何必去投江呢！

还有在东汉王充的《论衡》卷一中说：操行有常贤，仕宦无常遇。

贤不贤，才也；遇不遇，时也，才高行洁，不可保以必尊贵；能薄操浊，不可保以必卑贱。或高才洁行，不遇，退在下流；薄能浊操，遇，在众上。

可见，"遇不遇"一词千古有之啦。本义是命运的顺利或曲折，遇到或遇不到，后来演化成没有一定的规律、偶尔、时不时。一个词，流传两千多年，生命力何其强大呀！

第二十九章 作家梦

小时候有个当作家的梦。曾经是文学少年，初中时就把自己的作文投给报社，当然没有刊登，不过人家为了不打击一个孩子的积极性，给我寄来了一些书和笔记本，鼓励我好好学习语文，着实令我激动了些日子。后来学医做了医生，就想这辈子跟作家无缘了。20世纪80年代，《健康报》曾有个专栏叫作"医生到作家"，都是临床医生写的一些跟医学有关或者人文关怀的文章。那时，才知道医生还可以当"医学科普作家"，于是想重新去圆那个梦。

看得多了，就知道该怎么去下笔。医学科普，无非就像今天的抖音、微博一样，说些老百姓想听又能听得懂的医学知识，于是就试着给杂志报社投稿，也有一些豆腐块变成铅字，诸如《怎样正确测量血压》《暑天话西瓜》之类的。那时地区卫生局的张彦龙先生是国内小有名气的科普作家，我对他顶礼膜拜。有一次卫生局找我的老乡林之江先生，他也是写作爱好者，聊天时说起我非常佩服的张彦龙，他拉起我的手说咱们去找他。说着来到张彦龙的办公室，他那时是人事科长。第一次见到心中的偶像有些不知所措，他问我有哪些作品发表，我才猛然发现，没有什么能拿出手的东西，从那开始就又发愤去写。大概是1993年夏天，我和张彦龙一同去山西参加一个医学科普创作研讨会，要坐十几个小时火车，临上车时，他在火车站买了一本贾平凹的盗版的《废都》，我一个晚上没睡，给看完了。这次会上见到一些国内知名的科普作家。当时山西运城有一份《健康向导》杂志，杂志社的社长和几位编辑都参加了这个会，会后我们就给他们写稿。后来，我跟张彦龙都被这个杂志聘为"专栏作家"，还发了聘书和采访证，于是认为自己是个"作家"了，更应该勤奋地写作。有这么几件事印象比较深。

我的太太是耳鼻喉专业，我发现书店里这方面的科普书比较少，我俩就商量着写一本五官科的保健知识方面的，因为内容太多，就把范围划定在青少年，于是想了个书名《青少年五官保健》，又找了张彦龙、尹燕坤医生，我们几个人开了个"编委会"，讨论了一下写作提纲，写作风格、体例，每个人领了任务，就回家写去了。我们四个人一共写了15万字，汇总起来，看内容差不多，就誊写好，算定稿了。我最要好的同学肖岩，在商务印书馆工作，他把书稿拿走看了一下，觉得这类科普作品不适合他们，于是帮我转给了科学普及出版社的刘红岩编辑。刘编辑看了后说可以出书，但自己做不了主，要同社里商量。后来告诉我们，要作者按照六折包销一定数量的图书。后来算起来我要出2800块钱，那时我的全部家当凑了1000多块，有点发愁，又不好意思回家找父母要。为难的时候，有一天值班，闲聊天说起这事，我们科老护士张淑敏大姐见我发愁，就说："小孔别着急，我借给你钱。"转天就给我凑齐了，还说："你刚参加工作，收入少，两口子还带着孩子，有什么着急用钱的就跟大姐说，千八百的随时能拿出来。"这件事让我记住一辈子！现在张大姐已经作古了，想起来眼窝就有些湿润。1994年6月，这本《青少年五官保健》由科学普及出版社正式出版了。有一点还想说明，那时候居住条件不好，三口人住15平方米的房子，床占了一半，床边拉个帘子算是分开一个区域。晚上看书写东西往往要等孩子睡着后，把圆桌放开，摆上台灯，当作写字台，写完后再将圆桌收起来。连个书架也没处摆，书只能装箱子放床底下。有时也感慨，现在有了自己宽敞的书房、写字台，电脑查资料也非常方便，反而写不出书了。

1995年下半年，张彦龙找到我。因为1989年河北省著名医学科普作家梁占恒老师曾经主编过一本选集《生命科学的新浪花》，作为河北省选送的唯一一本科普读物，代表大陆参加了在香港的书展，收到较好的效果。这次找到我是准备出一本省内医学科普作家的作品集，要我写个简介，再交两篇稿子。当时我交了《指甲——人体健康的荧光屏》《生活处处可练功》两篇小文。到 1996 年 4 月，这本"燕赵大地医药卫生界的一群白衣战士在放下手术刀、教鞭和科研课题等一系列繁杂细致的本职工作之后，利用文学形式所进行的一种更深层更高雅的精神追求结晶"的集子——《摇动的风铃》正式由华山文艺出版社出版。书出来后发现我的文章跟梁老师说的"更深层更高雅"相去甚远，不禁有些汗颜。

2000 年我从北京安贞医院进修回来以后，记不清是一个什么机缘，珠海出版社的一位编辑联系上我，要我为他们一套丛书写几个分册，记得分给我的任务是《更年期综合征的防治》《失眠》，还给我寄来几本书作为参考。那时已经有了家庭电脑，敲键盘代替了爬格子，半年多的时间稿子就写完了，出版社看后认为不错，就等着开印了。编辑看我写东西速度挺快，就跟我聊选题的事，不知一件什么事给我带来了灵感，我说写个蜂蜜、红枣、茶，分别写成一本几万字的科普小册子，以日常卫生保健的内容为主。她说我的选题挺好，鼓励我抓紧写。于是我就夜以继日地趴在电脑前敲字。一年多的时间，这 3 本书稿就写完了。记得《沧州日报》的记者张希臻先生还给发了一篇通讯。那年白希永主任去珠海开会，我请他代我去出版社看望那位编辑老师。又过了一段时间，一位编辑非常遗憾地告诉我，出版计划被枪毙了，于是一套书胎死腹中。后来我那蜂蜜、红枣、茶也不了了之了。

在很多人看来，科普写作属于小儿科，不入流的，晋升也不给加分，因此登不了大雅之堂。其实，写作对一个医生来说是很重要的一项基本功，它远比那些八股的论文史难写，更吃功夫，在日常工作宣传、医患交流中，甚至对我们理解问题的全面性、对事物综合判断的能力上，都起着至关重要的作用。直到现在，有时候需要写个新闻稿，报社记者来了，我得讲给他听，把自己技术项目的操作过程，跟既往的技术相比有哪些优点、给患者带来哪些好处等一一介绍出来。有时也准备个文字稿，编辑看了，往往会说不用改了，直接发就行。

记住，爱好写作，培养的不只是人的写作能力。

附：

气胸，肺漏气了!

一天邻居小李带着女儿芳芳来找我："孔医师，这孩子好不容易分到银行工作，刚上班两天，就打不起精神，一动就胸闷，是什么病？你给看看。""哎，平常不吃东西，说要减肥，现在一点抵抗力都没有。"芳芳妈急得直唠叨，我一边安慰，一边仔细询问芳芳是怎样不舒服，几时发病的。"我也不知道。前天上班，主任叫我们整理库房，我蹲着清点账本好一会儿，当站起时突然感到一阵剧烈的胸痛，不过一下就好了。可就是慢慢地觉着胸闷，尤其是走路上楼觉得气不够用，回到家就想躺着。"我看着芳芳高瘦的个子，清秀的脸庞显得苍白，嘴唇呈紫色，气粗。肺部听诊左肺语音及呼吸音减低。我考虑可能是气胸，立即找来轮椅送芳芳去做胸部 X 线检查，结果诊断左侧气胸，胸片显示左胸压缩 50% 以上，于是急诊收入我们胸外科住院治疗。

住院以后，立即给予吸氧，并在胸腔插管引流，排出了大量的气体。芳芳的胸闷症状缓解，脸色也恢复了往日的红润。三天后再拍胸片，左肺复张，但仍然有漏气，这时，芳芳用疑惑的眼神看着我，不解地问：我为什么会发生"自发性气胸"？气胸会自己发生吗？

于是我给她解释："是这样的。正常人的胸腔内没有气体，当胸膜病变点有外伤时，胸膜腔与大气沟通，气体便进入胸腔，形成胸膜腔积气，称为气胸。打个比方，人的胸腔好像自行车的车胎，车胎破了，撒气了，就相当于肺破了，漏气了，便是气胸。"

"那么得了气胸怎么办呢?"

"很简单的想法就是把气放出来呗!"

"对了,医生也是这样做的。通常医生会用注射器抽气,或者在胸腔插一根很细的管子,把气排出来。等肺上的破口长住了,再拔出管子。但是,"我笑着对芳芳说,"像你这种情况,持续地漏气,说明肺上的破口比较大,这是因为肺上有先天的发育异常——肺大泡。要彻底治愈,就要手术了。目前我们大部分采用胸腔镜的手术方法,只要在胸部打几个洞、把手术器械插入胸腔,便可以轻松地完成手术。这种手术的方法已经很成熟了。"

芳芳仍然疑惑地问:"会不会以后再犯啊?"

是啊,手术就是要解决这个问题,气胸很容易复发,因为肺上有先天的毛病。手术的目的有三个,一是切除肺大泡;二是让漏了的肺重新膨胀起来;三是预防以后再犯。目前经过手术处理的病人,再犯的概率很小,不到1%。这是指肺部常规X线检查未发现明显病变的健康者所发生的气胸,你的情况就属于这种。它多见于20~40岁瘦高体型青壮年,男性较多。托举重物用力过猛、剧咳、屏气,甚至大笑等,都可能是促使气胸发生的诱因。发病机制是由于胸膜下微小肺泡或肺大泡的破裂所致。病变常发于肺尖部。此种胸膜下肺大泡的原因,可能与非特异性炎症瘢痕或弹力纤维先天性发育不良有关,由于泡较小,且位于脏层胸膜下,故X线检查不易发现。

根据临床症状、体征及X线表现,气胸的诊断通常并不困难,X线显示气胸是确诊依据。气胸导致肺压缩,肺容量和肺活量减少,出现限制性通气障碍,严重时会危及生命。因此,一旦发现应立即治疗。自发性气胸的治疗目的是促使患者肺复张、消除病因及减少复发。当气胸量小于20%,症状较轻,可以保守治疗。严格卧床休息,酌情给予镇静、吸氧可加快胸腔内气体的吸收,经鼻导管或面罩吸入40%以下的氧,可达到比较满意的疗效。如症状、体征明显,X线检查气胸量大于20%，需行排气治疗。好在你得到了及时诊断和治疗，没有引起严重后果。不过，今后你要加强锻炼，增强体质，避免受凉感冒，减少肺部感染，避免使胸部受压的动作，不要托举重物，用力过大甚至大笑、大叫等，以免胸腔压力增大再次诱发气胸。

一周后，芳芳要痊愈出院了。临行时，芳芳握着我的手说："叔叔，谢谢您！我保证遵照您的指示，同时不挑食、不节食，加强身体锻炼，长胖一点，好吧?!"看着芳芳天真顽皮的样子，我开心地笑了。

孔繁义

第三十章　书能香我不需花

2020年9月，《沧州日报》读书版要改版，记者齐菲女士找到我，想跟我聊聊读书的事，要采写个专访。一下子没缓过神来，我成了读书人了？细想起来，自己的确是跟书有些缘分。

我的家庭是个普通工人家庭，父亲在标准计量局做技术工作，母亲是个裁缝。他们识字不多，主要是新中国成立后在"识字班"念的书。但是，从小我就知道读书是件很重要、很神圣的事。父母常说："你要好好念书，将来如果你能够出国留洋，我们砸锅卖铁也会供你。"在家里，书，即使是张普通的报纸，都保存得好好的，不敢有丝毫马虎。父母对"字"有一种莫名的敬畏心，因此，小时候我就知道，书在所有的物品中是最奢侈、最贵重的。凡写了字的纸，都不能乱丢，不得包物抹桌等，更不能踩踏在脚下。后来参加工作，能到外地走走，发现有些地方还保留着古老的"惜字炉"，就是一些砖石结构的炉子，有大有小，专门用来焚烧带字的纸。这些炉子常有宝塔形、亭阁形、楼屋形等，上面常雕刻着对联，警戒后人"读书当求敬字而惜字"。例如"废墨收经史，遗文著汉唐""为惜残篇归净土，先焚断简赴清流""毋弃六书片纸，只因一字千金"等。也有的会刻上文字：切勿将"断简残篇""单词见字"用以"裹物""拭必糊窗""飞絮以入淤泥""同芳草而遭践踏"等。这样，将废弃的字纸收集起来，送入"惜字炉"中焚烧，然后供于造字先师仓颉的神位前，最后恭送于河海，不至于"斯文扫地"，我上学时，已不见了惜字炉，但每个班级都有一个"字纸篓"，值日的同学每天要把字纸倒到规定的地方。字纸，是指有字迹的废纸。如今，连"字纸"的概念也没有了，只是统称"垃圾篓"。

上小学时，我就喜欢往书店跑。那时只会看小人书，自己攒的一些小人书也都整整齐齐装在一个箱子里，舍不得让别人碰，生怕给弄脏了弄坏了。有一次不知为什么那么大胆，可能是某本书太吸引我了，竟从家里偷了 10 块钱，那时大人一个月的工资才 20 多块，因此 10 块钱不是个小数目。拿着十块钱，我径直跑到新华书店，把平时隔着柜台玻璃看过不知道多少回的小人书买回一大摞。当天晚上就被发现了，父亲责令我把书一一摆出来，有的已经借给同学了，又立马找回来。书价跟剩下的钱一对，一分没少。父亲说：买书是个好事，应该支持，但是偷钱是不能允许的。母亲偷着跟我说："这回你多亏是买书，要是买了零嘴儿，这顿揍是跑不了了。"看！从那时候起，我就知道读书在做错事的时候还能免责。多年后我把这件事写了篇文章《那年我偷了十块钱》，发在《沧州日报》上。

小时离家不远有个废品回收站，叫采购站。老师让我们攒些废铜烂铁、捡些废纸去卖，用作班费，主要是用来买墨水。采购站会收到很多旧书，大摞小摞地堆放在一个很深的袋里。有个亲戚在采购站工作，负责整理这些旧物，我就拿些废纸去换书，小孩子只知道要那些带图画的书。现在想起来，里边肯定有很多有价值的典籍。刚上初中时，一位同学对我说："你写字好看，我爷爷有一套书，上边都是毛笔写的小字，特别漂亮，送给你当字帖吧。"我说好哇！于是我们俩骑着自行车跑了十几公里的路，来到他爷爷家。老人家拿出两本书，装在一个硬纸壳的套子里，现在知道那叫函套。老人只给我一本，说："回去好好照着练吧。回头练好了再给你这一本。这本书有年头了，我都 80 多岁了，我小时候就有呢！"我如获至宝地捧过来，放进车筐，飞也似的骑回家，问父亲，他也不知道是什么书。父亲告诉我，去找一个远房的大姑父，人家是个读书人。当天晚上我抱着书就去找这位大姑父了。老人带上花镜翻看了一会儿，告诉我，这本书叫作《随园诗草》，是一位诗人写的诗。如今这半部"随园"依然被我珍藏着，一晃 40 多年了。

那时读过的书，印象深刻的有王梓坤先生的《科学发现纵横谈》，开篇是屈原的《天问》译文：

这浩茫的宇宙有没有一个开头？

那时混混沌沌，天地未分，可凭什么来研究？

穹隆的天盖高达九层，多么雄伟壮丽！

太阳和月亮高悬不坠，何以能照耀千秋？

……

……

这样的语言一下了把我吸引住了，将我带入一个科学的世界。那些科学发现的小故事，也成了我作文的好素材。陆游作诗，功夫在诗外；李时珍写《本草纲目》，"搜罗百氏，访采四方"，我就是那个时候知道的。书的最后是一首诗"十年磨一剑，不敢试锋芒；再磨十年后，泰山不敢当"，我至今记忆犹新。后来我又读过叶永烈先生的《灵通漫游未来》，以至后来我成了叶先生的粉丝。

以上说的是，要从小养成爱书和读书的好习惯。现在有很多家长不知道怎么教育孩子，其实，帮孩子养成一个好习惯是最重要的，比给孩子留下钱要重要得多。林则徐说过一句话，"子孙若如我，留钱做什么？贤而多财，则损其志。子孙不如我，留钱做什么？愚而多财，益增其过。"

读书是一辈子的事，就是说，一个人要活到老读到老。在科室里，我经常跟年轻医生说，要多读书，书是最好的老师，读书能改变一个人的气质，你的谈吐行为中透露出你读过的书。直到现在，我的办公桌、书包、沙发、床头经常摆放着各种书，有时是几本书同时读，单位读这本，家里读那本，出差读另外一本。有时恨不能自己拥有更多的时间、精力来读更多的书。工作中，我也利用业务学习的时间，组织同事们一块读书，几年下来，我们读过《论语》《孟子》《中庸》《大学》

《菜根谭》等。其间，我收获了《论语中的成语》一书。我提倡医生多读一些人文方面的书，多讲些专业以外的东西，因为医学本身就是人文的。比如，我们宋副主任给大家讲过航空母舰的历史；京振峰医生给大家讲过地理；戴国光医生是回族，他给大家讲过《古兰经》；等等。这些在常人看来"没用"的"无用之学"，正是培育一个人人文修养的养料。医生不能成为单纯的"手术匠"，对患者，不能失掉了最本真的同情心。医生要有饱满的情感和悲天悯人的情怀，即使工作压力再大，也都有责任不断学习，成为一名"杂家"，而不是就手术说手术，就病情说病情。

大家知道，孔氏家族是个大家族，家族内部比较团结，辈分排序严格，我们也经常有些聚会。后来我们几个人一商量，不能总聚在一起喝酒聊天，不能做老祖宗说的"群居终日，言不及义"的人哪，于是我们成立了一个"论语读书会"，定期组织学习，诵读经典这样的活动受到大家一致拥护和支持。2018 年底，我们正式注册成立了"沧州

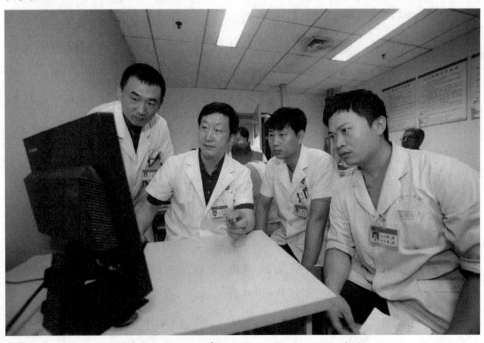

（在科室和同事们讨论病例，2018 年）

孔子学会"，我被推举为会长。这是沧州市一级社团组织，广泛吸收了社会各界传统文化爱好者参加。"沧州孔子学会"成立一年多来，我们坚持每个月集中学习一次，在新冠肺炎疫情期间，我们又组织了几次线上的学习。读万卷书，行万里路，我们还采取游学的形式，走到各地。比如，我们去吴桥参观"线装书博物馆"，参观明朝工部尚书兼东阁大学士范景文的故居。范是吴桥人，做官时亲友多登门相求，但范景文一一婉拒，并在门上张贴"不受嘱，不受馈"6个大字，以明心迹。老百姓交口称赞，尊称他为"二不公"或"二不尚书"。同僚中的正直之士以范景文勤政廉政为内容撰成一联，上联是"不受嘱，不受馈，心底无私可放手"，下联是"勤为国，勤为民，衙前有鼓便知情"。这样，大家能实地追思先贤的高尚品质。现在"沧州孔子学会"影响越来越大。2019 年，我还出版了《唐代大儒孔颖达》一书；2020 年 4 月，我又被市委宣传部命名为沧州市首批百名"'书香沧州'阅读推广人"。

我主张青年人多读读经典。为什么要读经典？易中天先生说得很明白：因为经典是人类文化的精华。古人有云：取法乎上，仅得乎中。也就是说，你学最好的，充其量也就能有个中等水平。如果取法乎下，那就等而下之了。所以，我们读书，就应该挑最好的读。最好的书是什么呢？经典。所谓"经典"，就是一个民族、一个时代最有意义、最有价值的著作。而且，它的意义和价值还是永久性的。什么叫"经"？经就是恒常、经常。什么叫"典"？典就是模范，叫典范。换句话说，经典就是"恒久的模范"。这样的书不读，读什么？

走向社会以后，给我影响最大的一本书就是《论语》。《论语》，每诵读一遍，都有不同的收获。你每次读，都像初读那样，带来新的发现，即使是初读，你也像在重温着什么，这就是经典！当我在工作生活中产生了困惑的时候，翻开《论语》，看看老祖宗是怎么说的，这样就能帮助我思考人生，获得智慧。读经典必定能改变一个人的气质，开阔其胸襟，启发其智慧，必将影响其一生！韩国前总统朴槿惠写过一篇文章《遇见我人生的灯塔——东方哲学》，说自己在最绝望的时候，仿佛失去了一切，连呼吸都很困难，这时，她想放弃一切。但有一本书悄悄走进她的心房，成为她人生的导师。那就是冯友兰先生的《中国哲学史》。中国哲学蕴含的做人的道理和战胜人生磨难的智慧，让她领悟到了如何自正其身，如何善良正直地活着。她就这样，读东西方的古典书籍，进行冥想，天天写日记，回顾自身，慢慢地坚定了内心。我们不谈朴槿惠的政治，仅就其历尽磨难而矢志弥坚这一点，我们就能看到经典的力量。

第三十一章 读《论语》做君子医

2017年12月在台北举办的"孔子、儒学与儒家经典诠释学术研讨会"上，我做过一个《读〈论语〉做君子医》的主题发言。

"君子医"这个词是我的"发明"，来自《论语》"君子儒"。在《论语·雍也》这一篇中，孔子曾告诫子夏曰："汝为君子儒，无为小人儒。"意思是：你要去做个君子式的儒者，不要去做那小人式的儒者。这"儒"是指受教于孔子而从事《诗》《书》《礼》《乐》之学的术士，即"儒士"。在孔子看来，人的道德生命是通过"谋道"而获得的，故崇尚道德生命的君子"谋道不谋食"（《论语·卫灵公》）。所谓"君子儒"，就是以"谋道"为志业的君子。"小人儒"在行为方式上也不同于"君子儒"，不是"喻于义"，而是"喻于利"；不是看重道德生命，而是看重自然生命。"君子儒"与"小人儒"的区别，不在才艺高下，而在道德品性的有无。以做学问而言，是为提高自己，不是为取悦他人或做他人。

关于"君子儒"和"小人儒"，在《三国演义》第四十三回《诸葛亮舌战群儒，鲁子敬力排众议》中，作者通过孔明之口给出了一个很好的阐释。孔明说："儒有君子小人之别：君子之儒，忠君爱国，守正恶邪，务使泽及当时，名留后世；若夫小人之儒，唯务雕虫，专工翰墨，青春作赋，皓首穷经，笔下虽有千言，胸中实无一策。且如雄以文章名世，而屈身事莽，不免投阁而死，此所谓小人之儒也。虽日赋万言，亦何取哉！"我试着从几个方面分析一下医学中的君子和小人。

一、对医学的认识

打开《辞海》，我们看到医学的定义：它是研究人类生命过程以及同疾病作斗争的一门科学体系，属于自然科学范畴。医学是自然科学吗?答案似乎是肯定的，但是，我们从医疗实践看，医学又似乎对许多临床问题束手无策。比如癌、艾滋病、非典……人还有很多未解之谜：人体生物钟，濒死体验……有人说，现代医学很发达。其实它是非常落后的。它总是在其他学科的前拉后推下"爬行"，是永远的"落伍者"。我们现在所有医学的发展，都是在其他学科的推动下前行的。没有机械技术、光学、电子学、生物材料等学科的进步和支持，医学的发展是不可想象的。

临床实践中，医者常常是两种感受交织：一方面是治疗成功的喜悦，另一方面是眼见病人一步步走向死亡的无奈，与之伴生的是见证太多的悲欢离合，生死诀别……有人说：真理面前人人平等。其实，有人的地方就有不公平，只有死亡面前才会实现真正的公平。医学是一门"顶天立地"的学科：一方面高耸入云，站在一个时代科学与技术的尖端；一方面又世俗草根，与民众的生老病死、痛苦、德行息息相关。"子之所慎：齐、战、疾"，孔子所谨慎小心对待的是斋戒、战争和疾病这三件事。看来，疾病是一种永恒的存在，恐怕疾病是人类的一种生存方式。死亡和疾病，人类只有坦然面对和接受。

在纽约东北部的萨拉纳克湖畔长眠着一位名不见经传的特鲁多医生，但他的墓志铭却久久流传于人间，激励着一代又一代的行医人。"有时，去治愈；常常，去帮助；总是，去安慰。"这个墓志铭真实地表达了近20年来人类医学与医疗的心态与姿态。我们再来看，医学到底是什么?《亨利·西格里斯论医学史》(1959) "医学的目的是社会的。它的目的不仅是治疗疾病，使某个机体康复，它的目的是使人调整以适应他的环境，作为一个有用的社会成员。为了做到这一点，医学经常要应用科学的方法。但是最终目的仍然是社会的。每一个医学行动始终涉及两类当事人：医生和病人，或者更广泛地说：医学团体和社会。医学无非是这群人之间的多方面的关系。"

因此，医学首先是人学，是人与人之间打交道，医疗行为就是人际关系的过程。而儒学是什么呢？它的主张"修己安人"和"仁政"、"德治"等，无一不是讲人与人关系的。那么儒学对医学发展所产生的巨大影响也就不足为奇了。

二、仁德是医者的立业之本

"医乃仁"。樊迟问什么是仁，孔子曰："爱人。"（《论语·颜渊》）孔子仁学思想最基本最核心的就是"爱人"。孔子所说的爱人，泛指爱所有的人。爱所有的人怎么实现呢？他提出孝悌是仁爱之本。孔子说："君子务本，本立而道生，孝悌也者，共为仁之本与？"（《论语·学而》）孝悌，顾名思义，孝顺父母，尊敬友爱兄弟姐妹。践行仁学思想的出发点及基本点就是家族成员之间的亲情。爱护和关心自己的亲人，这是人的自然感情的一种流露，也就是"亲亲"从"亲亲"到"泛爱众"，"仁"的出发点便是承认他人与自己是一样的人，这是人我关系的准则。

孙思邈在《大医精诚》中讲："凡大医治病，必当安神定志，无欲无求，先发大慈恻隐之心，誓愿普救含灵之苦，若有疾厄来求救者，不得问其贵贱贫富，长幼妍媸，怨亲善友，华夷愚智，普同一等，皆如至亲之想。亦不得瞻前顾后，自虑吉凶，护惜身命。见彼苦恼，若己有之，深心凄怆，勿避险恶，昼夜寒暑，饥渴疲劳，一心赴救，无作功夫形迹之心。如此可为苍生大医，反此则是含灵巨贼。"这些古代先贤的论述把医者仁德阐释得淋漓尽致。正是在儒家思想的影响下，成就了以孙思邈、李时珍等为代表的内外双修、德术双馨、精诚双备的大医名家。

但现实中，我们有些医生不是这样。他们面对病人首先想到的是自己的利益；面对复杂棘手的病情，想的是如何去逃避，如何去明哲保身。他们为了自己的一点私利，竟然去"买病人"。他们对待同事、对待下级医生是持压制态度，生怕别人超过自己。我经常说，这样的科主任，临到退休时，下面仍没有一个合理的梯队，没有人能够接班，后继乏人，这说明他不是真正热爱自己的事业、热爱自己的团队、热爱自己的单位。"不孝有三，无后为大"，这样的人，是对事业、对集体、对单位的不忠不孝，年轻医生大可以群起而攻之。

三、仁术是医者的另一只翅膀

古人说："德不近佛者不可为医，才不近仙者不可为医。"扁鹊有句千古不朽的名言："人之所病，病疾多；医之所病，病道少。"光有一颗"菩萨心肠"还不够，还要有一套对付疾厄的"金刚手法"。"医术"靠什么得来？靠学习。医生是一个特殊的职业，需要牢固的终身学习的理念和习惯。孔子是终身学习的典范，"吾十有五而志于学，三十而立，四十而不惑，五十而知天命，六十而耳顺，七十而从心所欲，不逾矩"（《为政》）。子曰："加我数年，五十以学易，可以无大过矣。"（《述而》）等等。从 15 岁至老，每一个阶段都没有停止过学习，并且在人生的不同阶段有着不同的学习内容和学习境界。不弄虚作假、不空泛浮夸、不半途而废，培养谨慎庄重、诚信守实、持之以恒的学习态度和学风，这是每个医生必须具备的学习态度。

《论语》中不乏关于学习的论断，"君子不重，则不威，学则不固"。笔者认为，"重"与"威"，有持重、威信的含义，包括了认真、稳重、诚信等意思。医学是一门严谨的科学，诚然，医学难题的攻克离不开质疑、创新，但要以严谨精密的实践为前提。当前，科研诚信问题已引起广泛关注。"诚信"两字在古代意义相通，是儒家提倡的伦理规范和行为准则，孟子有"是故诚者，天之道也"的语句。孔子说："朝闻道，夕死可矣。"（《论语·里仁》）这显现了孔子对真知的热切渴望，也说明学习的态度应当是主动、积极，或者说是迫切的。

现代医学一方面向高精尖发展，一方面暴露出越来越多的空白。作为医生，要有向未知领域挑战的强烈意愿，在学习中变被动式接受为自主式学习。《论语》中有个词语叫作"无倦"。子路问政。子曰：

"先之，劳之。"请益曰："无倦。"子张问政。子曰："居之无倦，行之以忠。"（《论语·颜渊》）这里的"无倦"，是指坚守自己的职位，勤勉尽责，忠于职守，永不松懈倦怠。这是一种孜孜以求、坚持不懈的敬业精神，也是一种乐以忘忧、乐此不疲的工作境界。回想自己专业学习的过程，确实如此，有时为了一个问题、一个手术方式而废寝忘食。记得那时开展胸腔镜技术不久，自己就像着了魔一样，下了手术，就看手术录像，反复揣摩，自己哪一针缝合得不好，哪个动作做得不够严谨，哪里浪费了时间，如何才能做得又快又准。看书时是胸腔镜，吃饭时是胸腔镜，看电视脑子里想的还是胸腔镜，躺到床上是胸腔镜，第二天早晨一睁眼还是胸腔镜。其实，要做好一件事情，没有这种着迷的精神是不行的。我从前跟师傅习练过几年拳脚，《八极拳谱》中有这样的说法：一练如疯魔，二练闭拨，三练寸拿寸接寸吐露，四练筋骨皮肉合。我觉得一个好的外科医生，其成长也必然是经历过这几个阶段的。如果没有疯魔般的锻炼，是不会达到"剑中无剑，无剑中有剑"的化境的。

四、忠恕是协调医患关系的法宝

子曰："参乎，道一以贯之。"曾子曰："唯。"子出，门人问曰："何谓也？"曾子曰："夫子之道，忠恕而已矣。"（《论语·里仁》）"忠恕"之道"恕"是从消极的方面来说的，孔子说："其实际上是一个问题的两个方面，恕乎！己所不欲，勿施于人。"（《论语·卫灵公》）自己不愿意的事，不要强加给别人。"忠"是从积极的方面来说的，孔子说："夫仁者，己欲立而立人，己欲达而达人。能近取譬，可谓仁之方也已"（《论语·雍也》）自己想有所作为，也尽心尽力地让别人有所作为。忠恕之道就是人们常说的将心比心，推己及人。至此，孔子的仁学思想将家族成员天然的亲情推广到整个人类，仁爱即是一种博爱。

时刻把握"忠恕"之道也是我们处理医患关系的一个法宝。如今的医患关系出了问题，老百姓中有很多是不大相信医生的，并不是因为现代的医生医术不行，而是因为他们对医生的"德"产生了疑问。医生中的某些害群之马是很令人失望的，他们没有对病人的病情进行透彻的分析，就随便做出处理。有一次，一个病人家属哭哭啼啼找到我，说几年前做过肺癌手术，现如今又复发了，医生建议他去做放射治疗。我仔细研究了他的肺部 CT 片，发现这个阴影和一般情况的复发不大符合，就建议病人做一个肺部血管成像检查，结果发现，这个阴影是第一次手术后，剩余的血管有扭曲变形而致，完全没有任何复发的征象。面对一个问题，沉下心来，仔细分析，从不同侧面去推敲，不就是《论语》中说的"我叩其两端而竭"吗？

报载这样一个例子：某患者，怀疑自己有糖尿病，而去赫赫有名的大医院，找到了鼎鼎有名的这方面的权威专家求助，先后两次。他仔细地回忆当时的过程：第一次，那位权威一共接待了他 10 分钟左右，其中对话的时间大概 30 秒，只是很简单地问了些问题，然后在剩余的近 10 分钟时间里，该权威共填了 23 张化验单，最后关照他怎么怎么去做这些化验，什么时候再来找他。

第二次，求诊时间大约 12 分钟，权威用了近 10 分钟在一张张看化验单，一边看一边自言自语，然后有约 1 分钟在写处方，开了四种药，又用半分钟简单介绍了服用方法，整个治疗便结束了。两次总共对话不过十来句，费用却近 2000 元，在整个过程中，权威的态度和谐中带有一种让人感到威严的冷峻。病人自然不满意。医学就是科学，既然要做出明确的诊断，就需要充足的证据，自然需要尖端诊疗技术，需要尽可能多地检测，这有什么可挑剔的呢？这位医学权威所做的，看起来非常符合某些程序规范。然而，这一过程中却少了些什么，而这少的也许正是医学的核心内容。那就是让患者体验到自己被重视、被尊重。希波克拉底说医生应具有的三样宝贝就是语言、药物、手术刀。

语言，其实也是对病人的尊重，应该贯穿于整个诊疗过程中。

　　"君子医"，是指那些有道德修养、学问又好、能真诚对待患者，设身处地为患者着想、能为患者解决实际问题的医生，是那些"重义轻利""忧道不忧贫"的人。而"小人医"是指那些把个人利益看得高于一切，为了自己的利益，对患者漠不关心，不从患者实际出发解决实际问题的人；是那些在同事中搞"比而不周""同而不和""骄而不泰"的人。在孔子看来，"小人"的行为目的是满足私利、私欲，是与"仁"相悖的。"君子医"关心的不光是他自己的完善，更关心的是病人的命运、同事的发展，以及个人对社会应负的责任。而"小人医"虽有广博精深的专业知识，但终究是为稻粱谋而不为天下计。

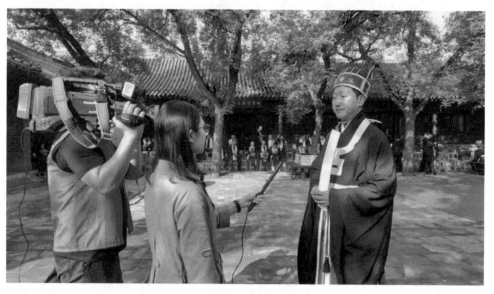

（自 2014 年沧州文庙恢复祭孔大典，我每年都担任祭祀官。摄于 2018 年 9 月 28 日）

跋

有空多拾粪，没事少赶集

"有空多拾粪，没事少赶集"。这是孔繁义先生曾经手书的一幅作品。用我小学写作文常用的句式来说——他是这么说的，也是这么做的。

与孔繁义先生结识，初始时是因为工作。他身上"有故事"，工作中"有新闻"——医生给患者赠匾？去了一问，内心一次次被温暖。科里成立读书会，别讲学术，讲讲足球，战斗机，讲讲那些看似"没用"的东西，这更让我大吃一惊：这年头儿，"有用"都来不及收拾，竟然还有那份"闲心"去关注"无用之学"？

但我们其实都知道，那些看似"无用"的东西，正是浸润于我们中国人血脉当中、流传千年的"文化基因"。人何以为人？中国人何以成为中国人？医生何以为医生？其实这些问题，不仅身为医者要面对，要思考，每个人都应该在静下心来的时候，好好想想。

哪承想，"静下心来"，有时竟然也成为一种奢侈。信息爆炸，技术更迭……花样实在太多，让人应接不暇。工资、待遇、职称、位子，业绩……顶顶帽子压在头上，"拾粪"的工夫少了，"赶集"的时候多了。

所以孔繁义先生躲进小楼赏"模子"。一年年坚持下来，竟然成了一番气象。大人小小的模子里，也蕴藏了大量历史的、文化的，生活的信息。

那么，这些精神层面的追求与付出，影响到孔繁义作为一名医生的成就了吗？翻开这本小书，答案就写在里面。怎么可能呢？一个内心丰富又敏感的人，一个对天地万物、对我们文化的源头与流向充满好奇与追索的人，又怎么可能荒废了他的专业呢？那些"无用之学"，其实才是一个人、一位医者得以站到更高高度，用更宽广的视角打量世界的台阶与营养。

　　所以，眼睛只盯着世俗，脑子里自然也就只有世俗。眼里有光，心里有梦，才会让一个人像一棵水分充足的植物，而不会流于干瘪、无趣、庸俗、功利。

　　这好像是顶"高帽子"，其实不是，因为这是属于孔繁义个人的快乐与满足。看看他在事业上的用心。从那些苦心付出中，我们会看到一个更加丰满、更加立体的孔繁义。

　　恒、勤，多么朴素的字眼儿，但真要坚持下来，也是不容易。开阔、饱满、从容，多么舒展的词语，真要放到脚步匆匆的现代人身上，还真没几个人能做到。

　　所以，看着孔繁义先生在紧张的工作之余，一本书一本书地出个没完，我心里除了佩服，也有惭愧与压力。有机会的时候，还真得去求几个字，请孔繁义先生泼墨挥毫——"有空多拾粪，没事少赶集"！

　　与君共勉！

李家伟（《燕赵都市报》驻沧州记者）